U0269333

# 腰椎间盘突出症防治完全指导

郭会卿　郭永昌　孟庆良　主编

河南科学技术出版社

·郑州·

图书在版编目(CIP)数据

腰椎间盘突出症防治完全指导/ 郭会卿，郭永昌，孟庆良主编.—郑州：河南科学技术出版社，2013.12
ISBN 978-7-5349-6841-9

Ⅰ．①腰… Ⅱ．①郭… ②郭… ③孟… Ⅲ．①腰椎-椎间盘突出-防治 Ⅳ．①R681.5

中国版本图书馆CIP数据核字(2013)第305984号

出版发行：河南科学技术出版社
　　　　　地址：郑州市经五路66号　　　邮编：450002
　　　　　电话：(0371)65737028
　　　　　网址：www.hnstp.cn
策划编辑：仝广娜
责任编辑：仝广娜
责任校对：巩　叙
封面设计：宋贺峰
责任印制：张艳芳
印　　刷：河南省罗兰印务有限公司
经　　销：全国新华书店
幅面尺寸：130 mm×185 mm　　印张：3.75　　字数：100千字
版　　次：2013年12月第1版　　2013年12月第1次印刷
定　　价：10.00元

# 编委会

主　编　郭会卿　　郭永昌　　孟庆良

副主编　史栋梁　　谢　静　　周子朋

　　　　曹玉举　　李　健

编　委（按姓氏笔画排序）

　　　　马琳琳　　王　霞　　王龙飞

　　　　孔伶俐　　邓素玲　　史栋梁

　　　　杜旭召　　杜晨飞　　李　沛

　　　　李　健　　谷慧敏　　周子朋

　　　　孟庆良　　郭永昌　　郭会卿

　　　　郭恬恬　　曹玉举　　谢　静

　　　　谢　磊

# 前　言

　　腰椎间盘突出症是骨科常见病，也是多发病之一，是指由于劳损或外伤等因素导致腰椎间盘纤维环破裂，髓核突出压迫神经根所引起的以腰痛、坐骨神经痛为主要表现的疾病，腰腿部疼痛是其最常见的症状，久治不愈会严重影响生活和工作质量，也增加了患者的治疗费用。因此，正确认识和及早预防，采取正确的治疗和康复措施是降低其发病率，减轻患者痛苦，使患者早日康复的有效方法。

　　本书采用一问一答的形式，从中西医结合的角度出发，介绍了腰椎间盘的结构与功能，腰椎间盘突出症的病因、病理类型、症状与体征、诊断与鉴别诊断、治疗方法、康复锻炼措施等，语言简洁明了、通俗易懂，内容全面、实用，旨在把有关腰椎间盘突出症的基础知识和防治方法教给患者，使千百万腰椎间盘突出症患者早日康复，也为年轻医师提供一本实用参考书。

　　本书在编写过程中得到王宏坤名老中医工作室王宏坤教授的精心指导，特此致谢！

**郭会卿**

河南中医学院中医风湿病研究所

河南省中医院风湿骨病科

2013年11月20日

# 目　录

# 1. 腰部有多少个椎间盘?

人体共有23个椎间盘。除寰椎与枢椎之间、骶椎与尾椎之间没有椎间盘外，其余每相邻的椎体之间各有一个椎间盘。腰部的椎间盘最厚，约为9毫米。从第1腰椎到骶椎之间，腰部共有5个椎间盘。

# 2. 椎间盘由哪几部分组成?

椎间盘由三个部分组成：①软骨板；②纤维环；③髓核。椎间盘实际上是一个密封的容器，上下有软骨板，透明软骨覆盖于椎体上、下面。软骨板与纤维环一起将髓核密封起来。纤维环由胶原纤维束的纤维软骨构成，位于髓核的四周。纤维环的纤维束相互斜行交叉重叠，使纤维环成为坚实的组织，能承受较大的弯曲和扭转负荷。纤维环的前侧及两侧较厚，而后侧较薄。纤维环的前部有强大的前纵韧带，后侧的后纵韧带较窄、较薄。因此，髓核容易向后方突出，压迫神经根或脊髓。髓核是一种弹性胶状物质，被纤维环和软骨板所包绕。髓核中含有黏多糖蛋白复合体、硫酸软骨素和大量水分，人刚出生时髓核含水量高达90%，成年后约为80%。

## 3. 成人椎间盘组织有哪些特点?

成人椎间盘组织无血液供应，靠淋巴的渗透维持营养，仅纤维环表层有少量血液供应。椎间盘是身体负荷最重的部分。因此，20岁以后，腰椎间盘开始退行性改变，髓核含水量逐步减少。由于脱水，髓核张力减低，椎间盘可变薄。同时髓核中的蛋白多糖含量下降，胶原纤维增多，髓核失去弹性。身体的剧烈运动，可引起纤维环的各层纤维互相摩擦，产生玻璃样变，从而失去弹性，最后导致纤维破裂。因此，随着年龄的增大，腰椎间盘的结构老化，其弹性和抗负荷能力也随之减退。

## 4. 腰椎间盘有哪些功能?

腰椎间盘的功能如下：

（1）保持脊柱的高度，维持身高。在儿童，随着椎体的发育，椎间盘增长，以此增加了脊柱的长度。

（2）连接椎间盘上下两椎体，并使椎体间有一定活动度。

（3）使椎体表面承受相同的力。即使椎体间有一定的倾斜度，但通过髓核半液状的成分使整个椎间盘承受相同的应力。

（4）缓冲作用。①由于弹性结构特别是髓核具有可塑性，在压力下可变扁平，使加于其上的力可以平均向纤维环及软骨板各方向传递。②腰椎间盘是脊柱吸收震荡的主要结构，起着弹性垫的作用。由高处坠落或肩、背、腰部突然负荷时，腰椎间盘起着力传导的缓冲作用，保护脊髓及脑部重要神经。

（5）维持侧方关节突一定的距离和高度。

（6）保持椎间孔的大小。正常情况下椎间孔的大小是神经根直径的3～10倍。

（7）维持脊柱的曲度。不同部位的椎间盘厚度不一，在同一腰椎间盘，其前方厚，后方薄，使腰椎出现生理性前凸曲线。

# 5. 什么是腰椎间盘突出症?

椎间盘位于相邻两椎体之间，由内、外两部构成。外部为纤维环，由多层呈环状排列的纤维软骨环组成，围绕在髓核的周围，可防止髓核向外突出，纤维坚韧而有弹性；内部为髓核，是一种富有弹性的胶状物质，有缓冲的作用。成年人的腰椎间盘发生退行性改变，纤维环中的纤维变粗，发生玻璃样变以致最后破裂，使椎间盘失去原有的弹性，不能担负原来承担的压力。在过度劳损、体位骤变、猛力动作或暴力撞击下，纤维环即可向外膨出，从而髓核也可经破裂的纤维环裂隙向外突出，这就是所谓的腰椎间盘突出症。

# 6. 什么原因导致了腰椎间盘突出症?

（1）腰椎间盘退行性改变。在正常情况下，椎间盘经常受体重的压迫，加上腰部又经常进行屈曲、后伸等活动，更易造成椎间盘较大的挤压和磨损，尤其是下腰部的椎间盘，从而产生一系列的退行性改变。

（2）外力作用。有些人在日常生活和工作中，往往存在长期腰部用力不当、过度用力、姿势或体位不正确等情况。例如装卸工作人员长期弯腰提举重物，驾驶员长期处于坐位和颠簸状态。这些长期反复的外力造成的轻微损伤，日积月累地作用于椎间盘，加重了退变的程度。

（3）椎间盘自身解剖因素的弱点。①椎间盘在成年之后逐渐缺乏血液循环，修复能力也较差，尤其是在上述退变产生后，修复能力更显得落后。②椎间盘后外侧的纤维环较为薄弱，而后纵韧带在腰5、骶1平面时，宽度显著减少，对纤维环的加强作用明显减弱。

# 7. 引起腰椎间盘突出症的诱因有哪些?

（1）突然负重或闪腰。突然的腰部负荷增加，尤其是快速弯腰、侧屈或旋转，是形成纤维环破裂的主要原因。

（2）腰部外伤。在暴力较强、未引起骨折脱位时，有可能使已退变的髓核突出。此外，进行腰椎穿刺检查或腰麻后也有可能产生椎间盘突出。

（3）姿势不当。起床、起立等日常生活和某些工作中，若腰部处于屈曲位时，突然给予一个外加的旋转动作，则易诱发髓核突出。

（4）腹压增高。腹压与椎间盘突出有一定的关系，有时甚至在剧烈咳嗽、打喷嚏、大便秘结、用力屏气时也可发生髓核突出。

（5）受寒受湿。寒冷或潮湿可引起小血管收缩、肌肉痉挛，使椎间盘的压力增加，也可能造成退变的椎间盘破裂。

# 8. 洗漱姿势不当也能诱发腰椎间盘突出症吗？

人体经过一夜睡眠之后，肌肉、韧带、关节囊等软组织会变得僵硬而无法灵活运动。早晨如果马上变为弯腰翘臀的姿势进行洗脸、刷牙，就会对腰椎间盘产生较大的压力使关节囊负荷加大，成为椎间盘突出症发作的诱因。为了避免在刷牙、洗脸时诱发腰椎间盘突出症，要在起床后略微活动一下腰部，做做后伸、左右旋转、"伸懒腰"等动作，使腰部不至于从相对静止的状态马上转变为增加腰部负荷的动作。但最重要的是要注意洗脸、刷牙时的姿势。正确的姿势应是膝部微屈下蹲，然后，再向前弯腰，这样可以在较大程度上减低腰椎间盘所承受的压力，而且能降低腰椎小关节及关节囊、韧带的负荷。此外，洗脸盆位置不要放置得太低，避免由于腰椎过度向前弯曲而加重腰部的负荷。洗漱动作是日常生活中经常进行的动作，但人们往往忽视洗漱时的姿势，使之成为腰椎间盘突出症的诱发因素之一。因此，平时应加以注意，尤其是常有腰部不适或曾患有腰椎间盘突出症的人。

## 9. 腰椎间盘突出症的病理分期有哪些？

（1）突出前期。此期髓核因退变和损伤可变成碎块状物，或呈瘢痕样结缔组织，变性的纤维环可变薄变软而产生裂隙。

（2）突出期。当椎间盘承受压力增加时，退变髓核可从纤维环薄弱处或破裂处突出，突出类型有五种：①纤维环状膨出，膨出在相邻椎骨后缘之间，纤维环完整，可不引起临床症状；②纤维环局限性膨出，纤维环局限性隆起，但纤维环完整，可产生临床症状；③椎间盘突出，突出的髓核被很薄的纤维环约束，可产生严重的临床症状；④椎间盘脱出，突出的髓核穿过完全破裂的纤维环，位于后纵韧带之下，髓核可位于神经根上、下方，或椎管前方正中处；⑤游离型椎间盘，髓核穿过完全破裂的纤维环和后纵韧带，游离于椎管内甚至位于硬膜内网膜下腔，压迫马尾神经或神经根。

（3）突出晚期。此期可有以下表现：①椎间盘突出物纤维化或钙化。椎间盘变性，纤维环皱缩，椎间隙变窄，椎体骨质硬化，形成骨赘。②神经根损害。长期压迫可导致神经根发生粘连、变性和萎缩。③黄韧带肥厚。为继发性病变，可导致椎管狭窄。④椎间关节退变与增生。因椎间隙变窄，椎间关节代偿性负荷增大，可发生关节炎、增生等改变。⑤继发性椎管狭窄。因以上改变可发生获得性椎管狭窄。

# 10. 腰椎间盘突出症的病理分哪几型?

（1）根据髓核突出的形态分为三型。①隆起型：突出物多呈半球状隆起，表面光滑。②破裂型：突出物不规则，呈碎片状或菜花样，常与周围组织粘连。③游离型：常因纤维环完全破裂，髓核碎片经破裂处突出，游离到后纵韧带下并进入椎管。

（2）根据髓核突出的方向和部位分五型。目前临床上根据髓核突出的方向和部位分为：①前方突出；②后方突出；③侧方突出；④四周突出；⑤椎体内突出。以后方突出多见。后方突出又分为旁侧型和中央型。旁侧型：髓核突出后位于椎管后侧，突出物压迫神经根，引起下肢根性放射痛。根据突出物的顶点与神经根的关系，旁侧型又分为根肩型、根腋型、根前型。中央型：髓核从椎间盘的后方中央突出，通过硬脊囊压迫神经根和马尾神经而引起神经根或马尾神经的损害。根据髓核的位置，中央型又分为偏中央型和中央型。

## 11. 腰椎间盘突出症好发于哪些间隙?

腰椎间盘突出症90%以上涉及最下两个椎间隙。国内外都以下位两个椎间隙多见,这一方面是因下位两个间隙劳损重,退变多,易突出,另一方面是腰5及骶1神经在椎管内分别跨越下位两个椎间盘,当椎间盘突出时,压迫牵拉神经根产生典型的临床症状,易于被临床发现。有人通过研究髂嵴间线高低与下腰椎间盘退变的临床相关问题,证明腰5骶1或腰4~5椎间盘退变率与髂嵴间线的位置高低有关。髂嵴间线高者,腰5骶1退变轻,而腰4~5退变重;髂嵴间线低者,腰5骶1退变重。另外,多数统计资料显示,腰椎间盘突出容易发生在左侧,主要原因可能是多数人在运动和劳动时,右手用力,右侧腰背肌肉紧张力较强,椎间盘在右侧所受的压力较大,挤压的力量传导至左侧,可使左侧纤维环撕裂,并将髓核挤至左侧而造成突出。

## 12. 腰椎间盘突出症的发病情况怎样?

(1)年龄方面:本病多发于25~50岁的人群,此年龄段人群占整个发患者数的75%以上。虽然这个年龄段是人的青壮年时期,但是椎间盘的退化已经开始了。

(2)性别方面:腰椎间盘突出症多见于男性。这是由于男性在社会工作中从事体力劳动的比例大于女性,腰椎负荷亦长期大于女性,从而导致诱发腰椎间盘突出症的机会也较多。

（3）职业方面：本病为常见病、多发病，广泛地存在于各行各业中，但仍以劳动强度较大的产业多见。此外，长期处于坐位工作的人员亦有相当大的比例患病。

（4）环境方面：长期工作或居住于潮湿及寒冷环境中的人，比较容易发生腰椎间盘突出症。据统计，长年从事矿井井下作业的人，患本病的比例较高。

（5）其他方面：腰椎间盘突出症是否与遗传因素有关呢？目前尚没有最后结论，但可以肯定的是某些腰椎先天性发育不良的人，如患脊椎侧弯、先天性脊椎裂等疾病的人，同时并发腰椎间盘突出症的机会也较多。此外，如孕期，由于特殊的生理原因，导致体重突然增长，加之肌肉相对乏力及韧带松弛，亦是诱发本病的危险时期。

# 13. 腰椎间盘突出症常有哪些体征？

（1）腰部活动受限：腰部正常时，其运动范围为前屈90度，后伸30度；左右侧屈各为20～30度；左右旋转各为30度。当椎间盘突出后，脊柱屈曲时，椎间盘前部受到挤压，后侧间隙加宽，髓核后移，使突出物的张力加大，同时髓核上移，牵拉神经根而引起疼痛。当腰部后伸时，突出物亦增大，且黄韧带皱褶向前突出，前后挤压神经根而引起疼痛。所以疼痛限制了脊柱的活动。

（2）椎旁压痛：若有腰椎间盘突出，其相应椎旁有明显的压痛点，疼痛沿坐骨神经分布区向下肢放射，亦称放射性压痛。

（3）腱反射异常：腰椎间盘突出时，膝腱和跟腱反射出现减弱、消失和亢进。腰3、4椎间盘突出时，膝反射减弱或消失，足背伸、内翻力量减弱；腰4、5椎间盘突出时，膝腱及跟腱反射存在，胫后肌腱反射改变，伸趾运动无力；腰5骶1椎间盘突出时跟腱反射减弱、消失或亢进，足外翻力量减弱。

（4）特殊检查：①直腿抬高试验：腰部及小腿外侧有放射性疼痛为阳性。②拉塞克征：腰腿部有放射性疼痛或肌肉痉挛为阳性。③健肢抬高试验：当健肢被动直腿抬高时，患肢坐骨神经分布区出现疼痛为阳性。④肌神经牵拉试验：当髋关节处于过伸位时，大腿前侧沿肌神经分布区出现牵拉放射性疼痛为阳性。⑤仰卧挺腹试验：当挺腹而出现腰及下肢放射性疼痛或挺腹的同时屏气咳嗽而出现腰及下肢疼痛为阳性。⑥压颈试验：检查者用拇指和食指压迫颈静脉持续1～3分钟，使椎管内压增高，腰及下肢出现疼痛为阳性。⑦屈颈试验：当颈部逐渐屈曲致颏部抵到胸部，腰及下肢出现放射性疼痛时，即为阳性。

# 14. 腰椎间盘突出症的病史有什么特点？

到目前为止，除了影像学检查以外，腰椎间盘突出症还没有更简单的检查诊断方法，但掌握以下的病史特点，可以对本症做到心中有数，同时在就诊时能给医生提供可靠的线索。①突然发病，腰痛伴下肢放射性疼痛。②时好时坏，时轻时重，反复发作。劳累或外伤后加重。③一般先腰痛，后有腿痛。从腰部开始沿坐骨神经放射至小腿、足部。④做增加腹压的动作，即鼓肚子向上时症状加重。

## 15. 腰椎间盘突出症为什么会青睐年轻人？

（1）生活方式的改变是导致腰椎间盘突出症发病率增高的一个重要原因。为了增加舒适度，许多年轻人喜欢睡较为柔软的床。长期睡在这种床上，人的腰椎间盘承受的压力会增大。久而久之，就容易引发腰椎间盘突出症。因此，告别柔软的床垫，改用硬床垫，应是正确的选择。

（2）长期缺乏身体锻炼，腰部肌肉力量减弱，也不利于保护椎间盘。在睡觉前将腰部和臀部反复抬高呈弓状，可以锻炼腰部肌肉。

（3）在日常生活中要避免外伤闪腰，例如抬重物时不要用力过猛，将重物尽量靠近身体等。

## 16. 青少年腰椎间盘突出症有哪些特点？

青少年腰椎间盘突出症发病率为成人的1%～6%。与成人不同，20岁以下的青少年椎间盘尚未开始退变，因此，外伤就成了造成青少年腰椎间盘突出的主要原因。腰椎在轻度负荷并快速旋转时，椎间盘纤维环最易造成破坏，青少年患者多由不适当的体育活动直接造成。此外，青少年腰椎间盘突出还可能与先天性椎管狭窄、腰椎侧弯、腰骶部移行椎等先天发育的异常有关。青少年腰椎间盘突出症患者的症状、体征与成人相近，但其主观的腰腿疼症状多较重，这可能与青少年对疼痛耐受较低有关。直腿抬高试验在青少年患者中的诊断价值也较成人为高。此外，青少年活跃好动的生理特点，以及承受能力较低的心理特点，也决定了一旦患有腰椎间盘突出症，对其学习、生活所造成的负面影响较之成人要大了许多。

## 17. 青少年腰椎间盘突出症治疗上有何特点?

与成人一样，对于青少年腰椎间盘突出症患者，应首先考虑保守治疗，包括卧床休息、牵引、理疗、针灸按摩等。保守治疗无效时同样应及时手术。当然，对于青少年患者，手术应持更加慎重的态度，因为无论何种腰椎手术，都要破坏腰椎的生理结构，给腰椎的稳定性带来不利影响，这在青少年患者中表现得更为突出，一旦必须手术，手术后就必须在专业医生的指导下，锻炼腰背肌及腹肌，这对青少年腰椎间盘突出症患者来说更为重要。

## 18. 发生腰椎间盘突出后真的会瘫痪吗?

这是腰椎间盘突出症患者最担心的问题。由于他们对此病的一知半解，再加上周围邻居、好友的误传，这一问题常常使他们背上沉重的思想包袱。其实腰椎间盘突出症是一种很常见的疾病，只是症状的轻重缓急不同而已。一般来讲，大多数椎间盘突出只是压迫一侧的神经根，表现为一侧腰腿痛，受压的神经根其功能障碍仅表现为受它支配的肌肉和皮区的功能和感觉障碍，如腰5神经根受压，患者一般表现为下肢外侧放射性疼痛，足背麻木和伸趾无力。由于神经的分布有交叉即一块肌肉可以有两条神经共同支配，一块皮肤的感觉可以有2～3条神经支配。因此，腰椎间盘突出引起的神经根受压，一般只有神经受累的症状，而不会出现瘫痪。但是有一种特殊类型的椎间盘突出应引起大家的重视，即急性中央型腰椎间盘突出症。这种突发的腰椎间盘突出，由于突出的椎间盘组织巨大，填满了整个椎管，严重地压迫了椎管内走行的所有马尾和神经根，所以患者表现为突发腰腿痛、大小便障碍、双下肢麻木疼痛或运动功能丧失，对于这种患者，只能采取急诊手术治疗，而其他的治疗方法如止痛药物、牵引、推拿等都会延误病情，造成不可逆的神经功能损伤。虽然这一类型的腰椎间盘突出症较少见，但应给予特别的注意。

# 19. 腰椎间盘突出症是怎样发生的?

腰椎间盘突出症的发病机制为:

（1）退行性改变：在正常情况下，椎间盘经常受体重的压迫，加上腰部又经常进行屈曲、后伸等活动，更易造成椎间盘较大的挤压和磨损，尤其是下腰部的椎间盘，从而产生一系列的退行性改变。

（2）外力伤害：长期弯腰、下蹲位工作，腰部用力不当、过度用力、姿势或体位不正等情况造成的轻微损伤，日积月累地作用于椎间盘，加重了退变的程度，这些腰椎退行性改变都可以导致纤维环破裂、髓核突出而发生本病。

## 20. 什么年龄的人易得腰椎间盘突出症?

腰椎间盘的退变从20岁就已经开始，随着年龄的增长，退变程度会越来越大。髓核的退变主要表现为含水量的降低，引起椎节失稳、松动等小范围的病理改变。纤维的退变主要表现为坚韧程度的降低。40岁左右的人这些退变程度已较大，加之平时运动量相对较大，故导致腰椎间盘突出的机会也较多。所以，40岁左右的人易得腰椎间盘突出症。

## 21. 腰部受寒也会引发腰椎间盘突出症吗?

当腰部受寒时，寒冷的刺激会引起腰部周围的小血管收缩、肌肉痉挛，从而增加腰椎间盘内的压力，并造成退变的髓核突出引发腰椎间盘突出症。所以，受寒也可以引发腰椎间盘突出症。

## 22. 反复闪腰会发展成腰椎间盘突出症吗?

闪腰的症状虽说很厉害，但一般只要将髋关节和膝关节屈起卧床安静休息，疼痛几天之内就可变轻。如果在腰痛没缓解以前就活动的话反而会使疼痛恶化，延长病程。所以，开始时不要勉强地活动，这是很重要的。闪腰虽然一时能治好，但极易再发，反复再发可能会导致腰椎间盘突出症。闪腰和其他腰痛一样，也与运动不足有关，所以有必要在疼痛减轻之后做一做腰部保健操，或多走路锻炼腰部肌肉。另外，暂时不要抬重物，不做半蹲姿势的工作，注意不要长时间保持一个姿势，中间要适当休息，做做体操。

## 23. 中医认为腰椎间盘突出症的发病原因是什么？

中医认为发病原因主要有以下三方面：

（1）急性闪挫，气滞血瘀：这类腰椎间盘突出症常因跌仆闪挫、跌打损伤引起，外伤致经络损伤、气滞血瘀，不通则痛，因此产生腰腿疼痛。气血阻于腰间，不能输达下肢，日久筋失所养，故见肢软无力、麻木等症状。

（2）外感风寒湿邪，经络闭塞：这类腰椎间盘突出症是因风寒湿邪客于膀胱经及督脉，造成气血凝滞，脉络不通所致。

（3）久病劳损，肾虚型：这类腰椎间盘突出症患者多为年龄较大、病程较长、体质较差者。中医认为，"腰为肾之府"，这种患者常因七情内伤、房事不节，或年老体衰，肾气亏损所致。

## 24. 什么是中央型腰椎间盘突出症？

由于椎间盘正后方有后纵韧带加固，真正的中央位置突出并不多见，较多的是偏一侧突出移位于椎管内部。中央型的发病率较低，一般是由于椎间盘退行性改变较重，大块的髓核移位所致，因此年龄较大者相对较多见。中央型腰椎间盘突出症患者的疼痛症状一般不太严重，但感觉、运动障碍较明显，甚至伴有大小便功能障碍。

## 25. 腰椎间盘突出症的腰痛有什么特点？

腰痛是腰椎间盘突出症最常见的症状，也是最早期的症状。95%以上都有腰痛症状，轻重不一，严重者可影响腰部活动。其特点是腰痛剧烈，沿坐骨神经走行方向向下放射至小腿及足底或足背，当咳嗽、大笑或打喷嚏、用力排大便时腰痛加剧。严重者呈三屈体位，即侧卧位呈屈腰、屈髋、屈膝位。也有部分患者只有腰痛而无腿痛。

## 26. 腰椎间盘突出症患者为什么会出现坐骨神经痛？

坐骨神经痛是腰椎间盘突出症的主要症状之一。坐骨神经是所有神经中最粗者，它来自腰4、5神经根和骶1～3神经根。坐骨神经经梨状肌下孔由骨盆出臀部，在臀大肌深面向下行，沿大腿后侧下降，至腘窝以前分为股神经和腓总神经，支配小腿及足的全部肌肉以及除隐神经支配区以外的小腿与足的皮肤感觉。腰椎间盘突出时突出物刺激或压迫腰4、5神经根或骶1～3神经根，即可发生坐骨神经痛。坐骨神经痛多为逐渐发生，开始为钝痛，逐渐加重，疼痛多呈放射痛，由臀部、大腿后外侧、小腿外侧至跟部或足背，多为单侧性，咳嗽、打喷嚏、大小便引起腹压增加时可使疼痛加重。实际上单纯性压迫周围神经只会引起麻木，不引起疼痛。只有在炎症的基础上压迫神经根才会引起坐骨神经痛。纤维环破裂及髓核突出之后，释放出含黏蛋白、类组胺等物质，激惹神经根而产生无菌性炎症，炎症后粘连形成，致使神经缺血，兴奋阈降低，轻微刺激后即引起疼痛。

## 27. 腰椎间盘突出症患者为什么会出现大腿前侧痛?

　　这是因为股神经走在大腿前侧的缘故。股神经来自第2～4腰神经，为腰丛各支中最粗者，在髂凹内行走于腰大肌与髂肌之间，发出肌支至这两肌。股神经通过腹股沟韧带到大腿后立即分为下列各终支：①股四头肌支；②隐神经支，分布于髌骨下方，小腿前内侧面，至足的内侧缘；③前皮支，分布于大腿前面。如果腰椎间盘突出物刺激或压迫第2～4腰神经根时，即可引起股神经痛，表现为股神经的各终支部位即大腿前侧疼痛和感觉运动障碍。

## 28. 腰椎间盘突出症患者都会出现下肢肌力改变吗?

　　腰椎间盘突出症的症状多表现为腰痛及坐骨神经痛。突出物压迫神经根较轻时，可能不会出现下肢肌力改变。当椎间盘突出压迫神经根严重时，可出现神经麻痹，肌肉瘫痪。较多见的为腰4、5椎间盘突出，腰5神经麻痹所致的胫前肌、腓骨长短肌、伸拇长肌和伸趾长肌的肌力下降，表现为足下垂。

## 29. 腰椎间盘突出症患者为什么会出现下肢皮肤感觉异常?

腰神经是与脊髓相连的前根和后根在椎间孔处合并而成，构成后根的纤维是感觉性的，构成前根的纤维是运动性的。全部腰骶神经都是混合性的，每对脊神经均含有四种功能不同的纤维成分：①躯体运动纤维；②内脏运动纤维；③躯体感觉纤维；④内脏感觉纤维。其中躯体感觉纤维和内脏感觉纤维、运动纤维可分布于下肢的皮肤及血管，腰椎间盘突出症突出物刺激或压迫腰骶神经根就会导致下肢皮肤感觉异常，主要表现为麻木及肢温降低。

## 30. 为什么有的腰椎间盘突出症患者在后期只有腿痛而没有腰痛?

腰椎间盘突出症患者常有腰腿痛症状，腰痛既可出现在腿痛之前，亦可在腿痛出现同时或之后发生。发生腿痛的原因主要是突出物刺激或压迫神经根引起，而发生腰痛的原因主要是因为突出物刺激了外层纤维环及后纵韧带中的椎突神经纤维。腰椎间盘突出症后期，患者经休息及治疗后，腰部肌肉痉挛得以解除，腰椎正常解剖结构得以恢复，椎间盘、韧带和关节囊水肿消退，对椎突神经纤维刺激减轻或消失，故腰痛症状改善。但由于早期突出物引起的炎症水肿，继而发展为神经根的粘连，在后期没有得到根本改善，神经根的刺激未得到消除，所以仍可留有腿痛症状。

# 31. 腰椎间盘突出症患者为什么怕做腰部活动？

患有腰椎间盘突出症的患者，有90％以上者腰部会发生不同程度的活动受限。活动范围受限可以是前屈动作受限，也可以是后伸或两侧侧弯动作受限，还可以是多个方向的动作受限。其原因是，椎间盘突出病变所引起的腰部疼痛常因活动而增加疼痛，而腰部的活动受限起到了保护作用。腰部前屈时会使椎间盘后突增加，于是进一步压迫神经或硬膜囊而增加疼痛，疼痛的刺激又使患者不敢屈腰。同时，前屈时，坐骨神经被拉紧，因而压在突出物上更明显，疼痛也更重。因脊柱前凸度减少，腰前屈的幅度也自然减少，腰部活动可以增加神经根与突出物的摩擦，于是增加疼痛。所以患者会很自然地害怕做腰部活动。因为腰椎间盘突出症患者进行腰部活动时有可能加重症状，所以患者在日常生活起居及工作中一定要慎用腰部。

## 32. 怎样做直腿抬高试验？有什么临床意义？

患者仰卧，两腿伸直，分别做直腿抬高动作。检查者可用手扶压患者膝上，保持膝关节伸直位，另一手握住患者踝部被动抬高。一般情况下，双下肢均可抬高70度以上并无疼痛。若抬高未达到70度，并出现下肢放射性疼痛或放电样感觉时则为阳性。目测并记录抬高度数。在此基础上可进行直腿抬高加强试验，即检查者将患者下肢抬高到最大限度尚不引起疼痛的位置，在患者不注意的情况下，突然将足背屈。若引起下肢后侧放射性剧烈疼痛者，即为阳性。另外，在进行直腿抬高试验及加强试验时应先试验健侧，注意其最大的活动范围，以便与患侧对照。

直腿抬高试验在临床诊断上有一定的意义，但并非所有的腰椎间盘突出症患者都必须是阳性，也并非所有的直腿抬高试验阳性者都是腰椎间盘突出症。例如：上腰椎的椎间盘突出症患者直腿抬高试验可能是阴性。坐骨神经炎、髋关节炎，骶髂关节、腰骶关节的病变也可使直腿抬高试验阳性。对于这些情况，临床上都须结合症状及其他检查来综合分析。

## 33. 哪些腰椎间盘突出症患者可出现腱反射异常？

（1）膝跳反射。具体检查方法是：患者坐位，小腿完全松弛，自然悬垂。或者患者卧位，医师用左手在两腘窝处托起两下肢，使髋、膝关节稍屈。然后用右手持叩诊锤叩击髌骨下方的髌韧带。检查时注意健患侧对照。正常反应是小腿伸展。腰椎间盘突出症患者膝跳反应阳性，多为膝跳反射的减弱，甚至消失，多见于腰3、4椎间盘突出导致腰4神经根受刺激者。

（2）跟腱反射。具体检查方法是：患者仰卧，髋及膝关节稍屈曲，下肢取外旋外展位。医师用左手托患者足掌，使足呈过伸位，然后以叩诊锤叩击跟腱，正常反应为腓肠肌收缩，足向跖面屈曲，同样也应健患侧对照。当患者为腰5椎间盘突出导致骶神经损害时表现为跟腱反射减弱或消失。

# 34. 什么是鞍区？鞍区麻痹与腰椎间盘突出症有什么关系？

鞍区是人体会阴、肛门及大腿后部的一个马鞍形区域，由骶2～5神经及尾神经支配。高位腰椎间盘突出症突出物刺激或压迫骶2～5神经及尾神经，即会出现会阴、肛门周围及大腿后部的麻木感，即所谓的鞍区麻痹。腰椎间盘突出症患者并不一定都会出现鞍区麻痹。反之，出现鞍区麻痹也不一定就是腰椎间盘突出症。

# 35. 腰椎间盘突出症会引起脊柱侧弯吗？

腰椎间盘突出症由于突出物刺激神经根而引起疼痛。为了使突出物后突的张力减小以减轻对神经根的刺激，脊柱就会出现侧弯。腰椎侧弯方向可以突向患侧也可以突向健侧，此与突出物和神经根的相邻关系有关。如果突出物在神经根内侧，腰椎突向健侧。相反，如果突出物在神经根的外侧，腰椎突向患侧。

## 36. 慢性腰肌劳损与腰椎间盘突出症有关系吗？

慢性腰肌劳损是慢性腰痛中最常见的一种疾病，以长期反复发作的腰部疼痛为主要症状，它一般不伴腿痛症状，检查也无特殊阳性体征，故与腰椎间盘突出症较易鉴别。但它们之间尚有一定的关联，腰椎间盘突出症可成为慢性腰肌劳损的促发因素，例如腰椎间盘突出症反复发作后，髓核及纤维环可逐渐失水、萎缩、体积缩小，以致失去原来周围组织之间的平衡，就易发生腰肌或韧带的慢性损伤，诱发慢性腰肌劳损。腰椎间盘突出症也可由其他腰痛疾患诱发，如在慢性腰肌劳损的基础上，由于弯腰等动作引起轻微损伤，导致腰肌紧张度增高，腰椎间盘负荷加重，进一步出现腰椎间盘纤维环破裂，髓核突出，从而诱发了腰椎间盘突出症。

## 37. 为什么有些急性腰扭伤患者会演变成腰椎间盘突出症？

急性腰扭伤是指腰部软组织（肌肉、韧带、筋膜）的急性损伤所致的腰痛。急性腰扭伤并不能直接引起腰椎间盘突出症。有人认为外伤只是引起椎间盘突出的诱因，原始病变在于无痛的髓核突入内层纤维环，而急性扭伤使髓核进一步突出到外面有神经支配的纤维环引起疼痛，所以说有些急性腰扭伤患者会演变成腰椎间盘突出症。

## 38. 什么是臀上皮神经炎？与腰椎间盘突出症有何联系？

臀上皮神经是指腰1～3神经的后支的皮支，经过骶髂肌外缘，越髂嵴后分布到臀部皮肤。臀上皮神经炎多因腰旋转时引起神经在髂嵴处向前滑脱，表现为臀部疼痛，可牵涉大腿后侧痛，但痛不过膝。压痛点可在髂嵴下臀中肌处或髂后上棘前缘，或可能有条索及沟槽，依据这些症状即可与腰椎间盘突出症相鉴别。

## 39. 梨状肌综合征与腰椎间盘突出症如何鉴别？

梨状肌起自第2、3、4骶椎前面，肌纤维经过骨盆后面，穿过坐骨大孔进入臀部，最后止于股骨大转子。坐骨神经在臀部深层与梨状肌相邻，由于梨状肌急性或慢性损伤，或由于炎性反应、痉挛等刺激，压迫坐骨神经干产生坐骨神经痛，这就是梨状肌综合征。梨状肌综合征也可产生坐骨神经痛，故须与腰椎间盘突出症相鉴别。两者都有坐骨神经痛症状，但腰椎间盘突出症可因咳嗽、喷嚏等引发或加重坐骨神经痛，而梨状肌综合征在咳嗽、喷嚏时不会引发坐骨神经痛。另外，腰椎间盘突出症尚有腰痛，而梨状肌综合征多表现为梨状肌相应部位疼痛，而腰痛较少。检查时梨状肌综合征可表现为臀部肌肉松弛、萎缩，可扪及梨状肌肿胀，压痛明显，腰部检查常无阳性体征，梨状肌紧张试验为阳性。这些均可与腰椎间盘突出症相鉴别。

## 40. 腰椎间盘突出症与腰椎管狭窄症如何鉴别？

两者的临床表现有着非常大的不同。腰椎间盘突出症好发于青壮年，而腰椎管狭窄症多发生于中老年。前者在临床上主要表现为腰腿痛，腿疼以放射性疼痛为主。而后者很少有下肢放射痛，其典型表现是间歇性跛行，即当患者直立或行走一段时间后，下肢即出现逐渐加重的疼痛、麻木、沉重感、乏力等不同感觉，以至于不得不改变站立的姿势或停止行走，而蹲下或以其他姿势休息片刻，症状可减轻或消失，这一类患者往往可骑自行车长途跋涉。

## 41. 腰椎间盘突出症与骨盆出口综合征如何鉴别？

骨盆出口综合征是指坐骨神经经过盆腔出口时受到刺激或压迫所产生的症状群，其临床表现为坐骨神经干刺激症状，起始于臀部的沿坐骨神经行走的放射性疼痛，并伴有其支配区的运动、感觉或反射障碍。起病可缓可急，多有外伤、劳累、着凉或受潮史。病程长时可呈间歇性起伏发作。多为单侧发病，初为臀钝痛、酸胀或沉重感，有时也可表现为剧烈锐痛。疼痛向大腿后方、小腿后外侧放射，但很少达跟部及足底部，而且多无明确的根性界限。走路可使疼痛加剧，或出现间歇性跛行。

## 42. 腰椎间盘突出症与臀上皮神经卡压综合征如何鉴别？

臀上皮神经在经过深筋膜孔处受到刺激或卡压可产生一系列症状。临床表现为腰痛及臀部疼痛，可扩散到大腿及腘窝，但极少涉及小腿；在髂后上棘外上方髂嵴缘下有明显压痛点，有时可扪及条索状结节或小脂肪瘤，可伴有臀肌痉挛。局部封闭可立即消除疼痛。

## 43. 腰椎间盘突出症与第三腰椎横突综合征如何鉴别？

第三腰椎位于腰椎中部，其横突最长，向后伸曲度大，多条腰背腹部的肌肉与筋膜附着其上，形成腰椎活动枢纽及应力中心。因此，容易受到肌肉筋膜的牵拉损伤。第三腰椎横突尖端后方紧贴着第二腰神经根的后支，当腰前屈及向对侧弯时，便易受到牵拉与磨损而致其支配区产生疼痛、麻木等症状；并可牵涉到前支引发放射性疼痛，波及髋部及大腿前侧，少数放射至会阴部。第三腰椎横突综合征起病可缓可急，可有外伤史。

## 44. 腰椎间盘突出症与臀肌劳损如何鉴别？

急性臀肌损伤可引起肌肉痉挛，但其压痛点在髂后上棘外侧，局部封闭可立即消除症状。

## 45. 腰椎间盘突出症与棘间韧带劳损如何鉴别？

棘间韧带劳损是腰痛常见原因之一，一般表现为弯腰时下腰部酸疼无力，弯腰后伸直困难及局部疼痛等。

## 46. 腰椎间盘突出症与骶髂关节劳损如何鉴别？

骶髂关节劳损临床表现为持续局部疼痛，不敢负重，活动时加重，翻身困难。

## 47. 马尾部肿瘤如何与腰椎间盘突出症相鉴别？

马尾部肿瘤是生长在椎管内、马尾神经附近的肿瘤。肿瘤刺激压迫可产生根性痛，并经传导束涉及下肢，可与腰椎间盘突出症的根性痛相似。因此，腰椎间盘突出症常应与马尾部肿瘤鉴别。马尾部肿瘤较腰椎间盘突出症发病缓慢，疼痛及下肢麻木是进展性的，不因休息而缓解，亦不会出现间歇期，且最终很少只影响一条神经根。在体征方面，马尾部肿瘤对脊柱影响较少，压痛区不明显，感觉、运动、反射障碍往往不限于一条神经根支配区。

## 48. 哪些内脏疾病较易引起腰痛？

可以引起腰痛的内脏疾患有：

（1）消化系统疾患。如消化性溃疡、胰腺癌、直肠癌等。

（2）泌尿系统疾患。如肾盂肾炎、肾周围脓肿、肾结石、输尿管结石、肾结核、游走肾、前列腺炎等。

（3）妇科疾病。如盆腔炎、子宫肌瘤、附件炎等。

（4）其他疾病。如膈下脓肿、腹膜后肿瘤、某些内科急性传染病（如流行性感冒）等。此外，肾上腺、睾丸等器官的疾患也可引起腰痛。

## 49. 内脏疾病为什么会引起腰痛？

（1）病变累及腰部或其邻近组织。当内脏疾患的病变累及后腹膜与脊柱周围组织时，腰部可感到疼痛。例如腹膜后肿瘤、与腹后壁粘连的消化性溃疡和胰腺癌等可引起腰痛，且多同时伴有腰背肌肉痉挛。

（2）通过感觉神经纤维传导，反射性地引起腰痛。由于某些器官（如肾脏、输尿管、肾上腺、睾丸）的感觉神经纤维，可经内脏下传神经至第11、12胸神经和第1腰神经后根，也就是说，这些脏器与腰部的神经支配均来自同一神经节段，因此，这些器官病变时，疼痛可反射至腰部而产生腰痛。

## 50. 腰椎间盘突出症能治好吗？

有的患者甚至有的非专业医生也认为腰椎间盘突出症治不好，这是不对的。其实腰椎间盘突出症治疗的总体效果非常好，优良率约在95%。所谓治不好原因有二：一是选择方法不当，二是没有坚持治疗。有的患者一听说哪里有新疗法就去哪里治，但在哪里都不能坚持，最终是跑的地方不少，效果不理想。所以，患了腰椎间盘突出症要到正规医院治疗。

## 51. 患了腰椎间盘突出症不治也能好吗？

据统计，有95%以上的人一生中有过腰腿痛的经历。引起腰腿痛的疾病几乎可以涉及全身所有系统。有些腰腿痛的原发疾病治愈后，疼痛也随之消失，也有一些不治自愈。有些患者便因此认为腰腿痛不算病，不治也能好，这是不对的。事实上，腰椎间盘突出症引起的腰腿痛不仅算病，而且是很严重的疾病，因此必须引起高度重视。因为这种病不仅可以引起腰腿痛，而且还会引起下肢麻木、冷凉、无力，甚至瘫痪和大、小便障碍，严重影响生活质量。

## 52. 怀疑自己患了腰椎间盘突出症怎么办?

如果怀疑自己患了腰椎间盘突出症，应及时到正规医院的骨伤科、推拿科、软伤科或专病诊室就诊治疗。如果有慢性劳损史或腰部反复多次扭伤史，腰腿痛经治不愈，应及时找有关专家咨询治疗。如果近期出现腰痛、腿痛或腰腿痛，小腿部皮肤麻木，经对症治疗不见好转者，应及时做X线、CT或核磁共振检查，以便及早确诊，及早治疗。奉劝患者不要盲目相信所谓祖传秘方，到不正规的诊所求治，以免上当受骗，耽误治疗时机。

## 53. 目前腰椎间盘突出症的治疗有哪些方法?

选择合适的治疗方法，是腰椎间盘突出症治疗中的首要问题。目前的治疗方法，除了手术，还有很多非手术疗法，包括睡硬板床休息、腰背肌功能锻炼、佩戴腰围、牵引、推拿、理疗、封闭、针灸、拔火罐及中西药物内服外用等。此外，还有介于手术疗法与非手术疗法之间的髓核化学溶解术和经皮穿刺椎间盘切吸术。

## 54. 患了腰椎间盘突出症是接受手术治疗还是保守治疗？

大多数腰椎间盘突出症的患者可通过非手术疗法缓解或治愈，但仍有一部分患者需要手术治疗。在对待手术这一问题上，有两种误区：一是盲目手术，二是拒绝手术。前者认为腰椎间盘突出症只有手术才能根除，从而不加选择，只要是腰椎间盘突出、只要患者同意就手术治疗。这一方面加重了患者不必要的经济负担，另一方面增加了"腰椎手术失败综合征"发生的机会。事实上，腰椎间盘突出症的手术适应证非常严格，而手术并非腰椎间盘突出症治疗的首选。后者则把手术所带来的神经损伤等负面影响扩大化，认为手术坚决不能做，而一味保守治疗。应该说，有一部分适应手术的患者经保守治疗后主要症状可以缓解，但总会遗留一些症状难以改善，而多数适应手术的患者任何保守疗法都不能代替手术，必须接受手术治疗，而且越早越好，否则，神经功能的丧失可能会成为永久性的。因此，要辨证对待手术治疗和保守治疗的问题，既不能轻易手术，也不能一味保守。

## 55. 腰椎间盘突出症的非手术疗法主要有哪些？

（1）卧床休息。卧床休息是腰椎间盘突出症患者可以采用的一种简单又有效的措施，卧床休息是非手术疗法的基础。

（2）牵引疗法。牵引疗法是腰椎间盘突出症患者常用疗法之一。牵引疗法历史悠久，目前牵引的方法已获得很大的发展。

（3）佩戴腰围和支持带。佩戴腰围及支持带对于腰椎间盘突出症患者的主要目的是制动，可使受损的腰椎间盘获得局部充分休息，为患者机体恢复创造良好的条件。

（4）推拿疗法。推拿疗法是祖国医学的组成部分，具有方法简便、舒适有效、并发症少等优点，已被作为腰椎间盘突出症的综合疗法之一。

（5）针灸疗法。针灸疗法包括体针疗法、耳针疗法、电针疗法、刺血拔罐法、手针疗法、刮痧疗法等。针灸疗法用于治疗腰椎间盘突出症具有疗效好、不需特殊设备、易于掌握等优点。

（6）封闭疗法。封闭疗法是一种快速而有效的治疗腰椎间盘突出症的方法。由于它安全可靠、操作简便、疗效肯定，所以是治疗腰椎间盘突出症较好的一种非手术疗法。它包括痛点封闭、硬膜外腔封闭、椎间孔神经根封闭等方法。

（7）中西药物治疗。腰椎间盘突出症的药物治疗一般仅作为一种以缓解症状为主要目的的辅助性治疗手段。

（8）其他。如物理疗法、气功、医疗体育疗法等。

# 56. 哪些腰椎间盘突出症患者适合非手术疗法?

（1）首次发病者，除非有明显的马尾神经损害症状

（即下肢肌力减弱甚至瘫痪，相应的感觉障碍或异常，小便失禁，排尿障碍等），否则不宜手术。

（2）病程虽长，但症状及体征较轻的患者。

（3）经特殊检查发现突出物较小的患者。

（4）有全身性疾病或局部皮肤疾病，以及年迈、全身状况较差的患者，应首先考虑非手术疗法。

（5）一时难以明确诊断的患者，可在非手术治疗的同时，边观察，边治疗，同时采取相应措施以明确诊断。

（6）有手术或麻醉禁忌证的患者及不同意手术的患者，也应采用非手术疗法。

## 57. 腰椎间盘突出症急性发作时怎么办？

急性发作时疼痛常剧烈难忍，一般止痛药无效，并于活动、弯腰、久站、咳嗽、打喷嚏和排便时加剧，卧床休息时好转，严重者有明显跛行。这时应立即让患者躺在硬板床或硬木板上休息，以解除体重、肌肉和外来负荷对椎间盘的压力，卧床的体位不受限制，但不得坐起和站立，然后转送医院接受治疗。就体位而言，三屈位（屈腰、屈髋、屈膝）或卧位最好，坐位最差，卧位中仰卧位最差，如果能取俯卧位，腹部垫枕较好，仰卧时，膝下放枕头，可能会舒服些，疼痛减轻些。

## 58. 腰椎间盘突出症急性期患者应遵守哪三点？

（1）每晚睡硬板床。

（2）仰卧位时，腰下垫只薄软的小枕头。

（3）当腰腿痛急性发作、疼痛剧烈时，应立即卧床休息。如果不能平卧，可侧卧或俯卧。此时不要做保健操。在三四天内，应避免做向前弯曲的动作，如弯腰扫地、拖地、洗头等。

## 59. 初次发作腰椎间盘突出症的患者怎样治疗？

初次发作腰椎间盘突出症的患者，首先应采用非手术的综合治疗方法。至少睡硬板床休息3～4周，并配合牵引、推拿等措施。此法往往见效较慢，切不可性急，轻易认为无效而放弃。病程虽长，但症状比较轻，仍能坚持原工作的患者，或者年龄较大、体质弱、不能耐受手术的患者，也宜采取非手术治疗。即使以后病情复发，仍可再次进行上述疗法。初次发病，经过认真严格的非手术治疗，效果不明显，甚至继续加重的患者，可考虑接受髓核溶解术治疗。

## 60. 腰椎间盘突出症发作期、缓解期各应注意什么?

（1）症状发作期应立即卧床休息，避免下地活动，以减少突出物对神经根的刺激。床铺最好为硬板床，褥子薄厚、软硬适度，床的高度要略低一些，最好能使患者刚坐起时，双脚就可着地。同时应避免施行作用于腰椎骨关节的推拿手法。

（2）症状缓解期应注意减少刺激，避免受寒冷和潮湿，避免劳累及腰部外伤。

## 61. 治疗腰椎间盘突出症的中药有哪些?

（1）对发病早期及气滞血瘀明显者，重用活血通经、舒筋止痛之药，如当归、鸡血藤、赤芍、丹参、牛膝、枳壳、三七、红花、乳香、没药、川芎等。

（2）对寒湿重者加健脾利湿药，如干姜、白术、茯苓、甘草等；对风湿重者加祛风除湿药，如独活、寄生、秦艽、防风、桂枝、细辛等。

（3）对病程较长的患者可选用一些补肾阳或肾阴药，如杜仲、川断、桑寄生、怀牛膝、熟地、枸杞子、女贞子、补骨脂、旱莲草等。

## 62. 治疗腰椎间盘突出症的西药有哪些?

（1）对于疼痛症状难以忍受、不能平卧、不能入睡的患者可适当给予抗炎和止痛药物口服，如扶他林、迪克乐克、灵泰帮尼、山易亭、普菲他等；或者用毕斯福、扶他林软膏、锐迈软膏外涂以缓解局部疼痛。尽量减轻患者的痛苦，以利于施行其他康复治疗方法。

（2）在腰椎间盘突出症急性期，脊神经根袖处水肿较为明显，这不仅是引起剧烈疼痛的主要原因之一，而且也可由此引起继发性蛛网膜粘连。为了消除局部的反应性水肿，可静脉滴注地塞米松、氢化可的松药物，口服迈之灵，静脉加压滴注甘露醇、高渗糖等脱水剂。

（3）对于在退行性改变基础上发生的腰椎间盘突出症患者，特别是老年患者，可以服用康得灵，每日3次，每次8～12片，连服1个月左右；或者可用复方软骨素片，或肌内注射硫酸软骨素注射液，一次1支，一日一次。

## 63. 腰椎间盘突出症患者为什么需要卧床休息?

卧床休息是腰椎间盘突出症最基本的治疗方法，方法简单，没有任何创伤及附加痛苦，选用硬板床对初次发病及早期患者可得到满意效果。卧床休息可减少神经炎性物质毒素吸收、促进炎症消退和恢复，也可以防止神经纤维粘连。卧床休息就是让患者平卧在硬板床上，只允许在床上翻身，而不允许坐起或站立，进餐及大小便时也不能站起来。一般卧床休息3～4周即可见效。但过分的卧床休息有时反会导致神经根的粘连。起床后要用皮制腰围固定腰部至少3个月，半年之内不做任何屈腰动作，也不能参加中等以上的体力劳动。如果在卧床休息的同时辅助骨盆牵引治疗，可以得到更多的制动效果。推理认为这样可使椎间隙增宽，有利于椎间盘突出部分还纳，同时在牵引骨盆时可使椎间隙更进一步减轻压力，有助于局部炎症的消退，从而达到疼痛症状缓解或消失的目的。纤维环和胶原纤维的修复很慢，前者需50天，后者更慢。所以破裂的椎间盘即使在卧床休息后得到回缩，也要很长时间才能修复，不能只卧床休息3～4周就了事。

## 64. 卧床休息就能治愈腰椎间盘突出症吗？

卧床休息首先是去除了使腰椎病变进一步发展的主要因素，给疾病的恢复创造了必要的条件。当腰椎间盘突出症发病时，局部软组织均有不同程度的劳损、无菌性炎症及肌肉痉挛，组织中积蓄了大量乳酸、组胺等致痛物质，刺激感觉神经，产生疼痛。卧于加垫的木板床上，能使腰部软组织得到充分的松弛和休息，缓解肌肉痉挛，促进血液循环，运走致痛物质，这样能明显减轻疼痛，恢复功能。另外，在进行完大力牵引或推拿治疗后，一般也需要卧床休息一段时间，以保护腰部，巩固疗效。

## 65. 腰椎间盘突出症患者睡眠时采取什么体位比较好?

人的睡眠姿势大致可分为仰卧、侧卧和俯卧三种方式。仰卧时，只要卧具合适，四肢保持自然伸展，脊柱曲度变化不大。侧卧一般不必过于讲究左侧还是右侧卧位，因为人在睡眠中为了求得较舒适的体位，总要不断翻身，一夜为20~45次。俯卧位时胸部受压，腰椎前凸增大，易产生不适感。所以，一般以采取仰卧和侧卧位为宜。有条件的患者，仰卧位时应在双下肢下方垫一软枕，以便双髋及双膝微屈，全身肌肉放松，椎间盘压力降低，减小椎间盘后突的倾向，同时也降低髂腰肌及坐骨神经的张力，这样能有效地防止腰椎间盘突出症的复发，是腰椎间盘突出症患者的最佳体位。

## 66. 为什么腰椎间盘突出症患者必须睡硬板床?

卧硬板床休息是治疗腰椎间盘突出症的一个基本原则，通过卧硬板床休息，可消除负重和体重对椎间盘的压力，有利于解除腰部肌肉、韧带的收缩及痉挛，恢复腰部肌肉、韧带的原有平衡状态，突出的髓核也随之脱水、缩小，促进了神经根炎性水肿、渗出的吸收，减轻突出的髓核对神经根的压迫程度，使症状得到缓解。人们可根据个人生活习惯、住地的气候、经济条件选择床具，但所选择的床具要使人体在仰卧位时保持腰椎正常的生理前凸，侧卧时保持腰椎不侧弯。较理想和经济的选择是木板床，并在床板上铺厚度适当、软硬适宜的褥子或海绵床垫，同时，还要保证充足的卧床时间，这样能最大限度地减轻或解除腰部肌肉的收缩、紧张、痉挛。此外，卧床休息也不是绝对不动，可在床上适当运动，尤其是进行功能锻炼，可避免肌肉失用性萎缩及防止神经根的粘连，对下床后的疾病恢复极有帮助。

## 67. 卧床休息的腰椎间盘突出症患者怎样下床？

患者仰卧位下床时，先将身体小心地向健侧侧卧，即健侧在下，两侧膝关节取半屈曲位，用位于上方的手抵住床板，同时用下方的肘关节将半屈的上身支起，以这两个支点用力，患者会较容易坐起，然后再用手撑于床板，用臂力使身体离床，同时使半屈的髋、膝关节移至床边，然后再用拐杖等支撑物支持站立。按上述方法起床可使躯干整体移动，从而减少了腰部屈曲、侧屈、侧转等动作，不致引起腰部疼痛或不适。如患者难以单独下床，可在家属帮助下以同样方式下床。

## 68. 腰椎间盘突出症患者应采取什么样的坐姿？

由腰椎间盘突出的病因可以看出，久坐或坐姿不正确是导致椎间盘突出的原因之一，那么究竟采取什么样的坐姿才能将这种风险减少到最低呢？正确的坐姿应是上身挺直，收腹，下颌微收，两下肢并拢。如有可能，最好在双脚下垫一踏脚或脚凳，使膝关节略高出髋部。如坐在有靠背的椅子上，则应在上述姿势的基础上尽量将腰背紧贴并倚靠椅背，这样腰骶部的肌肉不会太疲劳。久坐之后也应活动一下，松弛下肢肌肉。另外，腰椎间盘突出症患者不宜坐低于20厘米的矮凳，应坐有靠背的椅子，因为靠背可以承担躯体的部分重量，使腰背部相对处于松弛状态，减少腰背劳损的机会。

# 69. 哪些患者最适合卧床休息？

卧床休息的治疗方法一般适用于下列情况：
（1）初次发作，病程较短。
（2）病期虽较长，但症状较轻。
（3）患者在60岁以上，不经常参加体力劳动。
（4）患者诊断尚不十分明确。

# 70. 腰椎间盘突出症患者卧床休息期间有哪些注意事项？

腰椎间盘突出症患者卧床休息期间应注意以下几方面：
（1）卧床休息要求完全、持续和充足，床铺最好为硬板床，床高度略低，以便患者起坐时双足可着地。
（2）患者卧床休息时可仰卧，将双膝、双髋屈曲，这对腰4、5椎间隙突出的患者特别有效，或选择自感舒适的侧卧、俯卧体位。患者仰卧时，可在腰部另加一薄垫或令膝、髋保持一定的屈曲，这样可使肌肉充分放松。俯卧位时则床垫要平，以免腰部过度后伸。

（3）患者卧床时间最好不短于3周，此期间如下地活动时应小心，避免扭伤，还可用拐杖或经他人搀扶，并戴腰围保护。

（4）卧床休息并不是绝对的，患者早期在床上适当运动，尤其是进行体操运动，对病情恢复极有帮助。最简单易行的是"膝胸"运动，即屈曲双侧膝关节抵于胸部，动作要求轻柔，不可用力过猛。

（5）卧床休息中最难坚持的是在床上大、小便。如果患者不能接受平卧位大、小便，可以扶拐或由人搀扶下地去厕所。切忌在床上坐起大便，因为这时腰部过度前屈，椎间盘更易后突。

## 71. 腰椎间盘突出症急性期的理疗方法有哪些？

（1）短波、超短波疗法：在起病的初期，为了改善患部的血液循环，消除可能产生的渗出、水肿等炎性反应，减轻因压迫或刺激神经根而引起的疼痛，一般多采用短波、超短波疗法。治疗时两个极板可在腰骶部对置或在腰骶部、患腿后侧并置。温热量，每日1次，每次20～40分钟。15～20次为1疗程。

（2）超刺激电流疗法：可用两个8厘米×12厘米大小的

电极，一个横置于骶部，另一个竖放于腰部，接通电源后，尽快把电量调至8～12毫安，待强烈的通电感消失后，在2～7分钟内把电量再增加到18～23毫安。每次治疗时间共15分钟。每日或隔日1次，如有效，可继续治疗至6～12次。

# 72. 理疗能发挥什么作用?

（1）镇痛作用。疼痛是腰椎间盘突出症的主要症状之一，表现为腰部疼痛向单侧或双侧下肢放射。理疗中的各种热疗及电刺激疗法，均能缓解疼痛，可起到对症治疗的作用。

（2）消炎作用。腰椎间盘突出症的患者，由于纤维环破裂或突出物压迫神经根，局部往往出现炎性反应。热疗、短波、超短波、红外线等理疗手段，均有促进炎症消退、吸收的作用。

（3）松解粘连、软化瘢痕的作用。理疗可以松解各种原因造成的粘连，尤其对接受手术治疗的腰椎间盘突出症患者的恢复有一定作用。

（4）兴奋神经、肌肉的作用。腰椎间盘突出症治疗不及时，可因神经根受压时间过长，引起下肢麻木、肌肉萎缩等症状。低、中频电疗等能刺激兴奋神经，使之修复再生，做电体操可使肌肉兴奋收缩，还能促使感觉恢复。

## 73. 腰椎间盘突出症患者进行理疗应注意哪些问题？

（1）急性扭伤诱发的腰椎间盘突出症，应在伤后1～2天后再进行理疗（磁疗除外）。

（2）腰、腿部皮肤如有湿疹或化脓性疾病，禁用低、中频电疗。局部有皮肤感觉障碍时，应慎用各种热疗，以免烫伤。

（3）腰椎间盘突出症患者在高热或患活动性肺结核时不宜进行理疗。

（4）带有心脏起搏器者禁用高频电疗和磁疗。

（5）女性在孕期及经期不宜用理疗。

（6）理疗过程中，如果患者症状加重，可暂停治疗，或考虑改变物理因子继续治疗。

## 74. 药物离子导入法治疗腰椎间盘突出症可选用哪些药物？

（1）以舒筋活络、祛风除湿为原则。药物组成为：桂枝、川乌、草乌、秦艽、木瓜、天南星、羌活、独活、当归各20克，蒲公英、威灵仙各30克，水煎备用。

（2）以舒筋活络、活血止痛为原则。药物组成为：桂枝、川芎、当归、红花、丹皮、秦艽、木瓜、羌活、乳香、没药各20克，伸筋草、透骨草、海桐皮、蒲公英各30克，水煎备用。

## 75. 佩戴腰围对治疗腰椎间盘突出症有什么好处?

腰椎间盘突出症患者卧床或牵引后,医生会要求患者佩戴腰围,那么,腰围对治疗腰椎间盘突出症有什么好处呢?首先,腰椎间盘突出症患者佩戴腰围的主要目的是制动,就是限制腰椎间的屈曲等运动,特别是协助背肌限制一些不必要的前屈动作,以保证损伤的腰椎间盘可以局部充分休息。特别是急性腰椎间盘突出症患者,因局部的急性炎性反应和刺激,可有不同程度的肌肉痉挛,佩戴腰围后,减少了腰的活动,可起到加强保护的作用。合理使用腰围,还可减轻背部肌肉劳损,在松弛姿势下,减轻腰椎周围韧带负担,在一定程度上缓解和改善椎间隙内的压力。经过卧床和牵引后的患者开始下床时,每次时间较短,运动量较少,运动范围也不宜太大,这时,佩戴腰围可使腰椎曲线保持较好状态,对加强疗效很有好处。

## 76. 使用腰围能避免腰椎间盘突出症复发吗?

(1)佩戴腰围对腰椎间盘突出症患者来说,主要目的是制动,也就是限制腰椎的前屈、后伸及旋转运动,尤其是协助腰背肌限制过度的前屈动作,使损伤的腰椎间盘可以得到充分休息,为患者病情恢复创造良好的环境。

(2)佩戴腰围可将腹腔内脏器与腰椎捆绑在一起,减少腰椎过度活动,减少肌肉的劳损与韧带的负担,而起到保护作用。

（3）佩戴腰围后，加强了腹肌的力量，减少腰椎的前凸，而使重心后移，减少了背肌的劳损。

（4）佩戴腰围在一定程度上加强了腰背肌的力量，加强了腰椎稳定性，保护了腰部免遭再度损伤，即可在一定程度上避免腰椎间盘突出症的复发，对巩固疗效十分有益。

但需注意，佩戴腰围的时间要适度，因使用腰围过久，可以使肌肉和关节活动减少，从而引起肌肉失用性萎缩，对腰围产生依赖性。因此，应在不加重症状情况下，加强腰背肌及腹肌的功能锻炼，使肌肉强壮有力，形成"肌肉腰围"。

## 77. 佩戴腰围有哪些注意事项？

（1）腰围的规格要与自身腰的长度、周径相适应，其上缘须达肋下缘，下缘至臀裂。腰围后侧不宜过分前凸，以平坦或略向前凸为好。不要使用过窄的腰围，以免腰椎过度前凸，也不要使用过短的腰围，以免腹部过紧。一般可先试戴半小时，以不产生不适感为宜。

（2）佩戴腰围可根据病情掌握时间，在腰部症状较重时，应经常戴用，不要随时取下；病情轻的患者，可以外出时，特别是要较长时间站立或一个姿势坐着时戴上腰围，在睡眠及休息时再取下。在症状逐渐消退、体征逐渐变为阴性以后，应去掉腰围，开始逐渐恢复腰的正常活动，一般整个使用时间以4～6周为宜。

（3）佩戴腰围以后应注意腰部活动，由于腰围仅限制了屈曲等方面的活动，而不能减少重力，所以戴上腰围仍要注意避免腰部过度活动，一般以完成日常生活、工作为度。对于手术后及严重腰椎骨折、脱位等患者，腰部活动要按医嘱进行，解除腰围也应经医生同意。

（4）在使用腰围期间，还应在医生指导下，逐渐增加腰背肌锻炼，以防止和减轻腰肌的萎缩。

## 78. 腰椎间盘突出症牵引疗法的作用有哪些？

（1）对腰部起固定和制动作用：牵引时，在作用力和反作用力的平衡状态下，受牵拉的腰部处于一个相对固定的正常力线状态，腰部的运动范围及幅度较卧床休息和佩戴腰围时更进一步得以限制，以便于减轻或消除局部的充血、渗出、水肿等炎性反应。

（2）松弛腰背部肌肉：腰椎间盘突出症由于脊神经受压或受刺激，多伴有腰背部肌肉痉挛，这样不仅导致了腰部的疼痛症状，而且还会构成腰椎的力线不正。牵引疗法可以逐渐使腰背肌放松，解除肌肉痉挛。

（3）恢复腰椎的正常力线：在牵引时，若将患者腰椎放置在生理曲线状态，随着牵引时间的延长，力线不正的现象可以逐步恢复至正常。

（4）改善突出物与神经之间的关系：对于腰椎间盘突出症轻型或早期的患者，牵引疗法可使椎间隙逐渐被牵开，而有利于突出物的还纳。对于病程相对较长的患者，牵引可使粘连组织和挛缩的韧带、关节囊牵开，使椎管间隙相应增宽，两侧狭窄的椎间孔也可同时被牵开，从而缓解或消除了对神经根的压迫与刺激，对减轻下肢麻木和疼痛有较好效果。

## 79. 常用的牵引疗法有哪些?

腰椎间盘突出症的牵引方法较多，根据牵引力来源（手法、机械动力）、牵引时间、牵引连续性（持续性、间歇性）、牵引体位等因素可组成多种形式。常用牵引方法有以下几种：

（1）手法牵引：是利用术者或患者本身体重进行牵引的方法，具有方法简便、安全，患者无痛苦等优点，包括手法牵引按抖疗法、门框牵引法、骨盆牵引法等。

（2）机械牵引：是利用机械动力来进行牵引的方法。目前机械牵引已有较快的发展，多用电脑控制的自动牵引床，它可对牵引时间及牵引重量自动加以控制，牵引以间歇性为主，有的还加上腰部按摩装置，并加强一些保护措施，使机械骨盆牵引疗法更加安全、有效并且舒适。

## 80. 牵引疗法有哪些注意事项?

（1）牵引必须根据患者实际情况设置牵引重量及牵引时间，不宜过重，时间不宜过长。

（2）牵引后症状加重或疼痛剧烈者应暂停使用。

## 81. 哪些患者不能进行牵引治疗？

（1）对中央型和游离型髓核突出者及巨大髓核突出者不宜采用牵引疗法。

（2）诊断不明确，怀疑有腰椎破坏性疾病，如肿瘤、结核或化脓性疾病的患者，不宜用牵引治疗。

（3）全身明显衰竭的患者，如有心血管系统、呼吸系统疾病，心肺功能较差的患者。

（4）年龄较大，有明显骨质疏松的患者，腰骶部外伤后仍处于急性期的患者，不适宜进行牵引治疗。

（5）虽然明确诊断后确可进行牵引治疗但因牵引而症状加重或疼痛剧烈的患者。

（6）虽然有腰痛或坐骨神经症状，但病因是因结核或肿瘤引起，腰椎有破坏性改变的患者。

## 82. 怎样在家庭中进行腰椎牵引？

床边骨盆牵引法的优点是方法简便、安全，患者无痛苦，可在家中进行。

用具：骨盆牵引带、绳、滑车、滑车固定架及重锤，其中骨盆牵引带可在医院购买，也可自己制作，制作规格与腰围类似，并在两侧装上用于牵引的条带。

方法：患者卧木板床，围上牵引带，或可将脚垫高20厘米，使头低脚高，这样可借体重作为反牵引。接好牵引绳，并安装牵引重量，一般按体重的10%选择重物。在牵引时，也可用垫子垫于患者腿部，使双膝、双髋保持屈曲位。牵引可每日上、下午及晚间各进行1次，每次牵引0.5～1小时，3周为一疗程，每疗程间隔5～6日，可进行2～3个疗程。

## 83. 使用机械骨盆牵引有哪些注意事项？

（1）一般牵引姿势多取仰卧位，半屈膝曲髋，牵引时间15～30分钟，间歇时间在30秒内进行调节。

（2）牵引重量应从小量开始，逐渐加大，推荐重量为30～40kg。

（3）每日进行1次，至少隔日1次，在牵引时，应注意自我保护，如有不适应马上提出。

（4）牵引一段时间后，症状有所缓解，此时不应过早中止牵引，应继续巩固疗效，防止复发。

（5）若牵引后无明显改善，应及时向医生反映，以查明影响因素，并及时改换条件，或更换别的疗法。

（6）牵引后如果出现症状加重或疼痛剧烈等现象，应暂停牵引，进一步明确原因。

（7）牵引后症状改善，但有时仍遗留麻木、肌力低下等现象，应配合推拿、针灸、药物、理疗等其他疗法。

（8）年龄较大或全身衰弱患者如要牵引，则重量不宜过大，持续时间不宜过长。

（9）牵引后，不宜立即起床，起床时也应做好防护，以免扭伤。

## 84. 治疗腰椎间盘突出症的常用中成药有哪些?

（1）气滞血瘀型腰椎间盘突出症：可选用龙血竭胶囊、三七片、三七总苷片、云南白药、跌打丸、小活络丹、活血酒等。

（2）寒湿闭阻型腰椎间盘突出症：可选用腰痛宁、腰息痛、寒湿痹冲剂、壮骨关节丸、壮腰健肾丸、风湿液、独活寄生丸、大活络丹等。

（3）肾虚型腰椎间盘突出症：可选用壮腰健肾丸、六味地黄丸、金匮肾气丸、益肾蠲痹丸等。

## 85. 哪些外用药可以防治腰椎间盘突出症?

常用的外用中成药有：正红花油、白花油、七厘散、正骨水、伤药酊、解痉镇痛酊、麝香止痛喷雾剂、伤湿止痛膏、狗皮膏、曼吉磁贴、奇正消痛贴、跌打万花油、风痛灵、酸痛灵等。可根据病情选择使用。

## 86. 针灸治疗腰椎间盘突出症的机制是什么?

中医理论认为，人体有十二经脉、十二经别、奇经八脉和十五络脉，它们纵贯人体，具有通表里、贯上下、行气血、营阴阳的作用。针灸治病，是直接作用于腧穴，通过经络的传导和反应，来调整人体的营养气血和脏腑功能，治愈疾病。针灸应用于腰椎间盘突出症，也正是根据祖国医学对腰椎间盘突出症所引起的腰腿痛的认识，循经取穴，辨证施治，尤其是通过调整督脉和足太阳膀胱经这两条贯穿腰背部的经脉的气血阴阳，达到治疗目的。

## 87. 哪些穴位可以治疗腰椎间盘突出症？

常用穴位：肾俞、白环俞、环跳、承扶、殷门、委中、阳陵泉。

备用穴位：腰2～5夹脊、上髎、秩边、承山、悬钟、昆仑、足临泣和阿是穴。

## 88. 针灸治疗腰椎间盘突出症有哪些注意事项？

凡是初次接受针刺治疗和精神紧张者，应注意晕针现象的出现，医生应先做解释工作，消除顾虑。对于饥饿、过度疲劳易引发晕针的患者应待其进食、恢复体力后再进行针刺。穴位局部出现红肿、破溃、水疱等皮肤感染现象应禁针。

## 89. 针灸如何治疗气滞血瘀型腰椎间盘突出症？

治则：活血祛瘀，舒筋通络。

处方：肾俞、大肠俞、腰部阿是穴、委中。

操作方法：进针得气后，行提插捻转补泻法。阿是穴点刺后加拔火罐，吸去瘀血。肾俞、大肠俞为膀胱经腧穴，可结合腰部阿是穴，疏通腰部经气，活血祛瘀。委中为血之郄穴，用三棱针点刺，可收祛瘀生新之效。隔日治疗一次，10次为一疗程。

## 90. 针灸如何治疗寒湿闭阻型腰椎间盘突出症？

治则：温经通络，行气除湿。

处方：肾俞、腰阳关、关元俞、大肠俞、委中。

操作方法：进针得气后，行提插捻转补泻法，或针灸并用。肾俞，针灸并用可祛寒除湿；腰阳关为局部取穴，以疏通局部经气，行气止痛；关元俞、大肠俞，有祛风散寒、通络止痛之功效；委中为循经取穴，守"腰背委中求"之意，以疏通膀胱经经气。隔日一次，10次为一疗程。

## 91. 针灸如何治疗肾虚型腰椎间盘突出症？

治则：补肾壮腰。

处方：肾俞、大肠俞、命门、腰眼、志室、太溪。

操作方法：进针得气后，行提插捻转补泻法，针灸并用。腰为肾之府，取肾俞以益肾气，大肠俞通络止痛；命门、腰眼针灸并用以温肾益精；志室、太溪滋补肾阴。隔日一次，10次为一疗程。

## 92. 耳针治疗腰椎间盘突出症的机制是什么？

人体各部位及器官都在耳部有不同的对应点，即耳穴。通过对耳穴的刺激，可激发经气，调整阴阳，疏通经络，达到治疗疾病的目的。腰椎间盘突出症患者，在耳穴上都有不同程度的反应，通过对相应耳穴的刺激，就可达到一定的治疗目的。

## 93. 怎样用耳针治疗腰椎间盘突出症？

耳针治疗疾病的方法有许多，除传统的耳穴毫针法、放血法以外，还有埋针法、电针法、磁疗法、压丸法等。治疗腰椎间盘突出症时，最常用的是埋针法或压丸法。

处方：取肾、肾上腺、腰椎、骶椎、神门、皮质下，每次选取2～3个穴位。

方法：将耳廓局部皮肤用酒精消毒待干，将粘有王不留行籽的胶布，对准耳穴敷好，按压数分钟。患者可每日自行在贴压处按压刺激3次，每穴每次2～3分钟，每3～7天可更换穴位。

## 94. 哪些患者不宜采用耳针治疗？

（1）过饥、过饱或精神极度紧张者，暂不宜进行耳针治疗。

（2）患有严重心脏病的患者不宜使用耳针，更不宜采用强刺激。

（3）外耳有炎症、湿疹等疾病者，不宜采用耳针治疗。

（4）患腰椎间盘突出症的女性在妊娠期间，禁用耳针治疗。

## 95. 头皮针治疗腰椎间盘突出症的作用有哪些？

主要作用有：

（1）顶中线：在头顶部正中线，自百会穴向前至前顶穴，属督脉经，主治腰腿足病，如麻木、疼痛等。

（2）顶旁1线：在头顶部，顶中线外侧，两线相距1.5寸，即自承光穴起沿经往后针1.5寸，属足太阳膀胱经。主治腰腿病症，如麻木、瘫痪等。头皮针的技术方法主要是以手法针刺治疗线，综合应用各种针法。它对脑源性疾病具有特殊疗效，对腰椎间盘突出症只能起到一定的辅助治疗作用。

## 96. 电针疗法怎样治疗腰椎间盘突出症？

治疗腰椎间盘突出症时先用毫针刺入穴位得到针感，再将电针器导线接到针柄，选择适当频率，每次治疗时间在15～20分钟。选穴以气海、肾俞、委中、承山、阳陵泉等为主，结合下肢神经分布，选取刺激点。人体经过多次电针刺激治疗后，会产生适应性，这时可适当加大刺激量或改变频率，以保持恒久的刺激作用。治疗时应密切观察患者情况，对孕妇、情绪不稳定或全身情况较差的患者，不宜使用电针治疗。

## 97. 腰椎间盘突出症的封闭疗法有哪些?

腰椎间盘突出症的局部封闭疗法有穴位封闭和局部区域性封闭两种。

（1）穴位封闭：兼有针灸及药物的综合治疗作用，因此，比单纯的针灸或单纯的药物治疗有更明显的止痛效果。常用的封闭穴位有三焦俞、肾俞、大肠俞、志室、足三里、环跳、委中、承山等穴位。常用的方法：①1%利多卡因注射液3毫升，加确炎舒松A2毫升，混匀后，分注于上述穴位中的3～4个，每5～7日封闭1次，3～5次为1疗程。②维生素$B_{12}$注射液1～3毫升，分注于上述穴位中的3～4个。每日封闭1次，10次为1疗程。③5%葡萄糖溶液或30%丹参液2～4毫升，分注于上述穴位中的3～4个，每日或隔日封闭1次，10～15次为1疗程。此外，还有用维生素$B_1$及复方当归液等作为封闭液进行腰椎间盘突出症的穴位封闭。

（2）局部区域性封闭：可分浅部和深部封闭。①浅部封闭：封闭范围包括腰背筋膜、腰肌起止点及棘上韧带、棘间韧带。一般要求结合压痛点及精确的解剖部位进行。②深部封闭：封闭范围包括梨状肌、臀中肌、竖脊肌等深部肌肉。一定注意解剖部位，勿伤及深部组织。

## 98. 硬膜外封闭疗法应如何进行?

操作时患者取侧卧位，患肢在下，穿刺平面一般选在突出部位上两个间隙。先在封闭穿刺点做一皮丘，然后逐渐深入，针尖穿过黄韧带时可感到明显的突破感，经回吸及注气试验等证实在硬膜外腔后，即可缓慢注入药液。如常规后方正中穿刺入路失败，也可采用侧路穿刺或骶管操作方法。常用的封闭药液往往由激素类药物加普鲁卡因或利多卡因等麻醉药，用生理盐水稀释制成。如采用普鲁卡因封闭，应按常规做皮试，以防过敏反应。

## 99. 什么是骶疗?

骶疗也叫骶管滴注疗法，它是通过骶管经硬膜外腔注入药物，药物直接作用于突出的椎间盘和受压的神经根，使主要由于局部无菌性炎症和神经根水肿引起的症状得到缓解。骶疗常用的药物配方为：复方丹参注射液6毫升，2%利多卡因3毫升，维生素$B_{12}$500微克，加兰他敏5毫克，地塞米松30毫克，将以上药物配入生理盐水150毫升内备用。治疗时患者取侧卧位，沿其尾骨中线向上或沿骶骨嵴向下，在骶尾联合处可摸到一三角形或圆形凹陷，此处即为骶裂孔。用长针与皮肤面呈45度刺入，当针刺阻力突然消失，有明显突破感，即说明已刺入骶裂孔。反复抽吸无回血，注入空气无阻力，即可将输液管接在针头上，以每分钟30～40滴的速度将药物滴入。治疗后，患者应平卧休息，48小时内禁止淋浴。由于骶管滴注治疗后，可能产生一定的循环扰乱，所以对严重贫血、高血压及心脏代偿功能不良者不宜采用骶疗。

## 100. 水针疗法怎样治疗腰椎间盘突出症？

针对腰椎间盘突出症的患者，水针治疗选穴可按辨证施治的原则，选取相应的体穴，结合阿是穴；选药可使用川芎嗪注射液4～6毫升，或维生素$B_1$100毫克。治疗时，在进针得气后，按一针多向透刺的原则，分别向几个方向注射，一般每穴5～10毫升，每次2～3穴，3～4天注射一次，10次为一疗程。水针注射后局部可能有酸胀不适、发热或局部症状暂时加重等现象，一般数小时后可逐渐消失。年老体弱者及孕妇治疗腰椎间盘突出症时应慎用水针疗法。

## 101. 灸法怎样治疗腰椎间盘突出症？

在治疗腰椎间盘突出症时，除采用与针法相结合的针柄灸外，还可单独使用艾卷灸，取肾俞、大肠俞、秩边、环跳、承扶、殷门、委中、阳陵泉等穴，每次选3～4穴，每穴各灸15～20分钟，隔日一次，15～20次为一疗程。

## 102. 拔火罐能否治疗腰椎间盘突出症?

在治疗腰椎间盘突出症时,一般可采用留罐、走罐法,对气血瘀滞型的患者,可在肾俞、大肠俞等穴使用刺络拔罐法,即拔罐前先用三棱针点刺几下,然后拔罐,使之出血,加强治血祛瘀的作用。拔火罐操作简便,疗效可靠,在临床中非常实用,但对发热、肌肉过于消瘦或腰部有湿疹和皮肤破损的患者,以及患腰椎间盘突出症的孕妇,都不宜进行拔罐治疗。

## 103. 电疗法是怎样治疗腰椎间盘突出症的?

(1)直流电和药物离子导入法。直流电疗法是使用低电压的平稳直流电作用于人体来治疗疾病的方法。直流电有正负极之分,有电解作用,通过人体时,能在人体组织中产生一系列的物理和化学变化,对组织代谢、末梢循环和神经系统均有一定作用。尤其是结合药物离子导入,可使药物成分进入组织间隙,达到舒筋活络、活血止痛的作用。

(2)低频电疗法。低频电的主要作用是通过电流刺激使运动神经和肌肉兴奋,恢复正常功能,还可刺激感觉神经末梢,促使感觉恢复。在治疗腰椎间盘突出症时,不仅可应用于腰部疼痛,更能针对神经根受压引起的下肢麻木、肌肉萎缩等症状进行恢复性治疗。低频电疗法具体有感应电疗法、间动电疗法、电兴奋疗法等,各具特点,临床可灵活使用。

（3）中频电疗法。中频电较低频电更易于通过皮肤到达组织的深部，具有镇痛、促进局部血液循环、兴奋骨骼肌和平滑肌等作用，其中音频电可通过电流刺激粘连组织，使之产生震动，得到松解和软化，对腰椎间盘突出症造成的根性粘连有一定疗效。

（4）高频电疗法。高频电无极性之分，对神经肌肉无兴奋作用，它主要靠热效应进行治疗。这种热作用比传导热或辐射热的作用深透、均匀，可使深部组织充血，改善循环，减低中枢和周围神经系统兴奋性，增强白细胞吞噬作用。高频电疗法包括短波、超短波和微波电疗法，对腰椎间盘突出症均有一定的镇痛、消炎作用。

## 104. 温泉疗法能治疗腰椎间盘突出症吗？

温泉疗法是指用温泉浴来达到治疗目的的方法。它的治疗作用的基础为机械压迫效应、温度效应和化学刺激效应。这些效应的综合作用可达到镇静止痛、改善血液循环等作用。腰椎间盘突出症的患者在发病时有不同程度的运动障碍，在温度、矿泉水的浮力和水的静压力作用下，运动器官负担减轻，肢体灵活，可达到运动锻炼目的。温泉浴一般在按摩、牵引后进行效果更好，水温应高于40℃，每日一次，每次20～30分钟，10～15次为一个疗程。

## 105. 磁疗也能治疗腰椎间盘突出症吗?

磁疗治疗腰椎间盘突出症,可分为静磁场法和动磁场法两种。静磁场法可通过睡卧磁疗床垫或佩戴磁性腰围来实现。动磁场法则需使用低频交变磁疗机,治疗时将磁头开放面接在腰部,电压40~60伏,每次20~30分钟,每日一次,10~15次为一个疗程。它是利用磁场效应来治疗疾病,磁场对经络和神经具有一定的调节作用,可以缓解肌肉痉挛,降低肌张力。它还能改善局部血液循环,促进渗出物吸收,具有消炎、消肿和止痛的功效。

## 106. 推拿手法为什么能治疗腰椎间盘突出症?

推拿手法治疗腰椎间盘突出症的主要机制是:

(1)使突出物复位、回纳。

(2)调节关节紊乱并使之复位,相对扩大椎间孔,以解除神经根压迫。

(3)促进局部血液循环,消除炎症反应,松解粘连,减少对神经根的刺激。

(4)放松腰腿部肌肉,缓解疼痛。

## 107. 推拿能使突出的髓核还纳吗?

以往认为推拿治疗腰椎间盘突出症是通过手法复位而

完成的，可使突出的髓核复位而解除对神经根的压迫。关于这一点有很多不同看法，国内有人用核磁共振和生物力学的方法对坐位腰椎屈曲旋转手法治疗腰椎间盘突出症机制进行研究，结论是坐位腰椎屈曲旋转手法不能使髓核还纳，而能使神经根移位，改变了突出髓核与受压神经根之间的位置关系，减轻或消除了突出物对神经根的压迫，缓解了腰腿痛等一系列症状。国内也有人对中医斜扳手法进行实验研究，认为正确的手法，可调整神经根容积，松动上、下关节突，使神经根受压和小关节的粘连获得松解，改善局部循环，有利于症状缓解。有人通过髓核造影证明部分病例髓核突出物即将破裂者，手法可促使其破裂并被挤碎，消除了突出物原有的张力，解除对神经根的挤压，但亦可能加重症状。总之，推拿可能使突出髓核小部分回纳，至于能完全复位则尚缺乏客观证据。

## 108. 怎样才能使推拿手法获得最佳效果？

有人认为，治疗腰椎间盘突出症的手法越重越好，尤其是一些患者以为按摩治疗越有力就越有效，其实，这是对手法治疗的片面认识。推拿手法是一种技巧。作为治疗的基本手段，手法的优劣直接影响治疗效果。而手法的基本要求应是持久、有力、均匀及柔和相结合。单纯强调力量，在治疗中滥用重手法，不仅达不到预期的治疗效果，还有可能加重患者的痛苦。当然，轻描淡写的手法也是不足取的。手法要持久有力，刚柔相济，才能获得最佳治疗效果。只有经过长期的实践锻炼，才能达到"机触于外，巧生于内，手随心转，法从手出"的境界。

## 109. 不同阶段腰椎间盘突出症各用什么推拿手法?

在治疗腰椎间盘突出症时，应根据患者病情发展的不同阶段，灵活选用各种一般手法和特殊手法。

（1）急性期。处于急性发作期的腰椎间盘突出症患者，疼痛剧烈，活动受限，推拿手法不宜太重。常用的手法有擦法、揉法、推法、按法等，主要目的在于缓解肌肉痉挛，减轻疼痛症状。治疗后应卧床休息，以免病情加重。

（2）治疗期。患者发病1～2周后，是治疗的主要阶段。除选用擦法、揉法、点法等一般手法放松腰背部组织、舒筋活络、缓解疼痛以外，多结合徒手牵引及各种扳法等特殊治疗手法，以促进突出物回纳，纠正后关节紊乱，缓解神经根受压状态。

（3）缓解期。对于患腰椎间盘突出症时间较长，病情相对稳定，无明显马尾神经症状的患者，如适当选用擦、揉、点、按及腰部斜扳等手法，能起到治疗疾病与预防疾病复发相结合的作用。

## 110. 按法是怎样用于治疗腰椎间盘突出症的?

按法治疗腰椎间盘突出症时，常用指按或肘压法刺激腰、腿患处的穴位或压痛点，其中指压法也称点法，刺激的强弱轻重容易控制，用于棘突旁穴位和压痛点，可起到通络止痛的作用。而肘压法力量大，刺激强，对肌肉发达的患者应用，能保证力量深透组织，有较好的解痉止痛作用。用按法治疗时，切忌发力过重，以免产生不良后果。

## 111. 怎样用斜扳法治疗腰椎间盘突出症?

斜扳法是腰椎扳法中较常用的一种，其操作方法为：患者取侧卧位，腰部放松，患肢在上，屈膝、屈髋约90度，健肢在下伸直，医生分别以双肘按住患者肩前和臀部，向反方向缓缓用力扳动，当腰部扭转遇到阻力时，双肘突然交错用力，听到"咔嚓"的响声，表示手法成功。运用斜扳法进行治疗时，要特别注意动作的稳和巧，动作要准确和自然，切忌为追求响声而强拉硬扳。

## 112. 怎样用旋转复位法治疗腰椎间盘突出症?

（1）患者坐木凳，腰部放松，助手站于患者侧面，双手和双腿固定患者下肢。或者患者坐于特制的复位凳，用皮

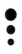

带扣住双腿。

（2）医生坐于患者后方，以拇指探查，找到偏歪的棘突。

（3）以棘突向右侧偏歪为例，医生左手拇指顶住棘突，右手从患者右腋下穿过，用手掌按住其颈部。

（4）嘱患者慢慢弯腰右转，达到一定幅度时会遇到明显阻力。

（5）医生此时右上肢使患者躯干向后内侧旋转，同时左手拇指向左上推顶棘突，此时可听到"咔嚓"的响声，左手拇指可感到棘突有跳动感，手法结束。

## 113. 怎样用踩跷法治疗腰椎间盘突出症？

腰部踩跷时，患者取俯卧位，胸部和大腿部各垫枕头数只，使腰部腾空。医生双手攀扶预先设置好的扶手，以调节自身体重，控制踩踏时的力量。踩踏时以足部在患者腰部做弹跳动作，但足尖不离开腰部。踩踏的力量和幅度要逐渐增加，同时嘱患者随踩踏的一起一落，张口一呼一吸，切忌屏气。踩压次数以患者能忍受为宜，一般10～20次即可。

## 114. 足部按摩能否治疗腰椎间盘突出症？

祖国医学认为：脚跟为"精气之根"。足三阳、三阴经上连脏腑，下达足部，通过对足部穴位的按摩刺激，可利用经络的传导功能调节脏腑气血，平衡机体阴阳，达到治疗目的。现代研究则提出，足部有人体各部位器官的反射区，反射区能反射相关器官或部位的病变，而按摩刺激这些反射区，则能相应调节患病器官，增强免疫功能，对疾病做出相应的反应。因此，只要刺激足部相应的穴位或反射区，对腰椎间盘突出症就能起到一定的辅助治疗作用。由于目前公认的足部反射区的划分，与传统经络穴位理论基本相符，故治疗腰椎间盘突出症时可依据足部反射区图，对肾脏区、输尿管区、膀胱区和腰椎区逐区按摩三遍，每遍约10分钟，每日治疗一次。患者治疗后需保证一定的饮水量。

## 115. 推拿手法治疗腰椎间盘突出症时可采用哪些介质？

推拿介质是指在推拿施术部位涂敷的物质。应用介质的主要目的有两个：一是利用其润滑作用，保护皮肤，使手法能顺利进行；二是借助手法发挥介质的药效，达到药物与手法作用相结合的目的。推拿治疗介质的剂型种类繁多，有汁剂、酒剂、水剂、粉剂、油剂、膏剂等，各具特点。治疗腰椎间盘突出症时，可选用制成成药的按摩乳或红花油，取其舒筋活血、消肿止痛之功效；也可根据患者病情，自行配制药物。自配药物介质一般采用酒剂或膏剂，以增强活血通络作用。

## 116. 应用手法治疗腰椎间盘突出症要注意什么?

（1）腰椎间盘突出症患者伴高血压、心脏病、糖尿病及其他全身性疾病，或有严重皮肤病、传染病，怀疑有结核、肿瘤等情况时，应禁用推拿疗法。

（2）腰椎间盘突出症合并明显骨质病变，如骨关节骨折、脱位，重度的腰椎滑脱症，应禁用推拿疗法。

（3）女性在月经期及妊娠期也不宜采用推拿疗法。

（4）对于中央型腰椎间盘突出症应慎用推拿疗法。病程较长、疼痛剧烈、神经受压症状明显，或病情迅速恶化、病情复杂的患者，可能是后纵韧带已破裂，突出物大部在韧带之外，或已有明显的粘连，或突出的髓核已游离在椎管内，此时若行推拿疗法，腰椎被动地过度屈曲或伸展，将使突出物更向椎管突出，可造成更重的神经损害，甚至在手法治疗后会发生截瘫。因此，凡上述情况下，不要勉强采用推拿疗法。

（5）推拿疗法，尤其是进行腰部旋转复位、踩跷法等刺激性较重的手法治疗后，要卧硬板床休息，或戴腰围起支撑保护作用，同时要注意腰部保暖。

（6）推拿疗法只是治疗腰椎间盘突出症的一个中间阶段，而不是一劳永逸的治疗方法。因此在手法治疗和卧床休息后要逐渐加强腰背肌锻炼，注意自我防护，以避免复发。

（7）推拿疗法不是治疗腰椎间盘突出症的单一疗法，因此，通常不宜单独应用，而应配合牵引、理疗、医疗体育、针灸等多种方法予以综合治疗。

## 117. 腰椎间盘突出症患者在接受推拿治疗时有哪些注意事项?

腰椎间盘突出症患者在接受推拿治疗时首先应调整舒适的体位，使身体特别是腰部尽量放松，配合医者的治疗，进行各种扳法时，患者要注意不与医生对抗。若出现腰部下肢不适症状要及时向医生反映，还应注意治疗后与治疗前症状对比，向医生反映以利治疗。治疗期间应睡卧硬板床，佩戴腰围，避免弯腰抬重物，避风寒。

## 118. 推拿治疗腰椎间盘突出症时一定要使用各种扳法吗?

不一定。因为腰椎间盘突出症在急性发作期，由于髓核水肿、张力较大、肌肉紧张，神经根明显受压，此时强行做扳法可能会增加椎间盘的紧张状态，加重对神经根的刺激而导致神经根水肿等炎症反应。这样治疗不仅难以奏效，反而适得其反，使病情更为复杂化。在缓解期中实施扳法要特别注意解剖、病理、生物力学等一系列的关系，切不可长期反复、过重或无针对性地进行扳法，那样不仅不能缓解症状，而且还会使小关节面等部位磨损、神经根粘连而加重症状，甚至影响预后。

## 119. 腰椎间盘突出症怎样进行家庭按摩?

腰椎间盘突出症在进入恢复期后，采用家庭按摩进行康复是一种行之有效的良好方法，有助于气血经络的调达通畅，恢复腰部肌肉弹性，松解通利关节，改变腰部僵紧状态，增强神经传导，促进恢复，消除恢复期残存症状，使受损组织在短期内获得生理恢复。手法施用的关键在于正确掌握操作程序步骤，手法轻重适宜，按穴准确。

操作步骤与手法运用：患者采用俯卧位。

（1）揉法。沿腰背部顺行向下至小腿进行揉摩，以放松身体，舒通经络，使气血得以畅通。

（2）点按法。点按双侧腰肌，以改变腰肌紧张状态。

（3）弹筋法。弹拨腰肌，以兴奋肌肉，恢复肌纤维组织弹性。

（4）推法。用双手掌根沿脊柱两侧自背部开始推至臀部，以调达气血、疏通经络，使腰背肌肉得以调整。

（5）按揉法。沿受累的神经路线重点按揉至小腿，以松解肌肉，改善受累区血液循环，恢复麻木区的神经组织。

（6）翻身仰卧，采用捏拿法。捏拿股四头肌，改善肌肉弹性，恢复肌张力。

（7）点穴法。自腰部开始依次点按肾俞、环跳、承扶、殷门、风市、委中、阳陵泉、承山、昆仑、涌泉穴，以通经活络，改善神经传导，促进神经组织恢复。

（8）推理法。沿大腿后侧顺行向下至跟腱进行推理，使下肢整体气血流通，肌肉舒展。

（9）摇法。仰卧位屈膝屈髋后进行旋转摇运，以松解通利腰骶关节与椎间关节，调整关节内在平衡。

（10）拍打法。这是结束调整手法，用掌部自腰脊部开始向下至小腿进行拍打，以宣通经络，舒筋活血，兴奋松解肌肉，使腰腿肌肉得到放松舒展。

# 120. 穴位贴敷疗法能治疗腰椎间盘突出症吗？

能。其方法是将所用鲜药共捣烂成膏，或将干药研成细末，以水、酒、醋、蜜、麻油或凡士林等调匀，直接敷贴于穴位，透过皮肤后直达经脉。由于经络有内属脏腑，外络肢节，沟通表里，贯串上下的输布作用，使药气（即药效）摄于体内，直达病所，达到治疗疾病的目的。腰椎间盘突出症常用的敷贴穴位有：腰4、5夹脊压痛点，臀部痛点，骶髂关节处，环跳、殷门、承山等穴。

目前临床常用的贴剂有痹痛贴、酸痛贴、奇正消痛贴、温经通络膏等。

# 121. 哪些中药可用于腰椎间盘突出症的穴位贴敷疗法？

常用于腰椎间盘突出症穴位敷贴疗法的中药有活血化瘀类、温经散寒类和祛风胜湿类中药，如乳香、麝香、麻黄、马钱子、生草乌、生川乌、骨碎补、自然铜、杜仲、桃仁、红花、川芎、当归等。

## 122. 应用穴位贴敷疗法治疗腰椎间盘突出症有哪些注意事项？

（1）在应用过程中，如出现皮肤过敏、瘙痒潮红，发出小水疱，应立即停用。

（2）外敷时注意调节干湿度。过湿容易使药物外溢流失，若药物变干，须随时更换，或加调和剂湿润后再敷上。

## 123. 腰椎间盘突出症患者如何运用刮痧疗法？

刮痧疗法对人体具有活血化瘀、调整阴阳、舒筋通络、缓解疼痛、排除毒素等作用，是一种既可保健又可治疗的自然疗法，对腰椎间盘突出症的患者有缓解症状、提高机体免疫功能的作用。

常用穴位：①腰部：肾俞、大肠俞、关元俞。②下肢部：环跳、承扶、殷门、风市、委中、阳陵泉、承山。刮拭方向从上向下，刮板与刮痧方向保持90°，刮痧时用力应均匀，刮痧部位应尽量拉长，骨骼、关节部位等应用刮痧板棱角刮拭。

## 124. 运用刮痧疗法治疗腰椎间盘突出症有哪些注意事项?

（1）刮痧时应避风寒，尤其是冬季应注意保暖，夏季刮痧时应避免风扇直接吹刮痧部位。

（2）刮痧出痧后应该饮用一杯温开水，最好是淡盐水。

（3）刮痧出痧后30分钟内忌洗凉水澡。

（4）刮痧后1～2天内在刮痧部位出现疼痛（不是很剧烈）、痒、虫行感，冒热气，皮肤表面出现风疹样变化等，均为正常现象。

## 125. 腰椎间盘突出症手术治疗的适应证有哪些?

（1）腰椎间盘突出症病史超过半年，以各种保守治疗无效或效果不佳者。

（2）急性椎间盘突出，腰腿疼痛剧烈难忍者。

（3）有明显神经受损症状，如肌肉瘫痪和肛门括约肌功能障碍者。

（4）病史较长，反复发作，且一次比一次严重者。

（5）中年患者，病史较长而影响工作和生活者。

（6）椎间盘突出合并椎管狭窄者。

## 126. 腰椎间盘突出症手术治疗的禁忌证有哪些?

（1）腰椎间盘突出症首次发作未经保守治疗者。

（2）腰椎间盘突出而不影响工作和生活者。

（3）腰椎间盘突出而无明显神经受损症状者。

（4）腰椎间盘突出并有广泛腰肌纤维炎和风湿病者。

（5）老年腰椎间盘突出症并有严重肥大性脊柱炎、心脑血管疾病和严重糖尿病者。

## 127. 腰椎间盘突出症手术治疗的危险性有多大?

腰椎间盘突出症手术一般从腰部后方正中做切口，将位于上下椎板间隙的黄韧带切除，并稍稍切去一些骨板，然后进入椎管，避开神经根，将突出的椎间盘切除即可。其手术效果良好，但如同其他手术一样，有一定危险性。比如麻醉意外、出血过多、伤口感染、损伤神经等，虽说危险性发生率低，但术后伤口疼痛、腰椎稳定性受到影响，却是难以避免的。手术如同扑克牌中的"王牌"，不宜轻易出手，应在其他方法效果不好时才考虑。

## 128. 什么是胶原酶溶解术? 有哪些优点?

胶原酶溶解术应用于临床已有30多年历史。其基本原理是用化学药物与椎间盘组织发生反应，使椎间盘中压迫神经的组织溶解、吸收、排出，而解除神经压迫，消除症状。最初的溶解用药是木瓜酶等，因其副作用大而被淘汰。20世纪60年代美国学者提出用胶原酶注射治疗腰椎间盘突出症。我国于1973年也开始了胶原酶制剂基础药理研究，后来的研究证实，胶原酶在生理酸碱度和温度下，能特异性地水解天然胶原蛋白的三维螺旋结构。而胶原蛋白为人体的主要结构蛋白，在腰椎间盘中约占纤维环干重的50%，占髓核干重的20%～30%。当腰椎间盘突出时，椎间盘中的水分含量下降，胶原含量增加。胶原酶溶解髓核具有较强的选择性，它只溶解以胶原蛋白为主的髓核部分，最终产物被血浆中和吸收，从而使椎间盘的体积逐渐缩小，减轻或解除对神经组织的刺激和压迫。它不会溶解神经根及其附近的正常结构，具有较大的安全性。在动物实验和人体标本中均可观察到，椎间盘在胶原酶的作用下，变成糊状或渣状。

该疗法具有以下优点：①局麻进行，操作简单，仅需10～15分钟，对人体安全、无毒、无不良反应；②疗效较好，优良率达77%；③不会引起硬膜外的纤维化和瘢痕化，而硬膜外瘢痕形成是手术治疗的主要并发症。

# 129. 哪些患者可以应用胶原酶溶解术？

胶原酶溶解术的适应证为：

（1）经临床和影像学检查确诊为侧型和外侧型的腰椎间盘突出症，经三个月正规保守治疗无效。

（2）手术失败或复发。

（3）经皮切吸不全者。但胶原酶溶解术的疗效不是100%的，其优良率为77%，10年后复发率为23%，因此，应严格掌握适应证。

# 130. 哪些患者不宜应用胶原酶溶解术？

下列为胶原酶溶解术的禁忌证，这些患者不宜应用：

（1）合并腰椎管狭窄者。

（2）腰椎间盘突出钙化，呈游离型、脱垂型、死骨型者。

（3）马尾神经综合征，表现为二便障碍及功能障碍者。

（4）糖尿病、肿瘤、精神病、神经官能症及严重的器质性疾病及药物过敏者。

（5）孕妇及14岁以下儿童。

# 131. 腰椎间盘突出症患者术前应做好哪些准备工作？

（1）了解病情和手术方案及可能发生的后果，做好必要的思想准备。

（2）做深呼吸运动训练，戒烟。

（3）注意个人卫生和口腔卫生，防止出现皮肤疖肿，若出现疖肿，要及时进行治疗。

（4）大部分患者在术后短期内不能下床，故术前要学会在床上大小便，以免术后由于不习惯在床上大小便而发生便秘、尿潴留。

（5）施行后路手术者，应在手术前做俯卧位训练，一次坚持俯卧3～4小时，以适应手术体位的需要。

（6）加强营养，坚持腰腿部及四肢功能锻炼以增强体质。

## 132. 腰椎间盘突出症患者术后有哪些注意事项？

（1）术后要将患者从手术台上平托送到担架车上，再从担架车上平托腰骶部送至病床，严防腰部屈曲及旋转。

（2）术后即对生命体征监护24小时，密切观察患者的血压、呼吸、脉搏的变化及切口渗血等情况。

（3）随时观察记录引流量的变化。一般情况下，72小时内引流量少于50毫升时，可将引流管拔出。

（4）做好生活及口腔护理。嘱患者有痰及时咳出，或经常做咳嗽动作，预防呼吸道感染和肺炎。

（5）每2小时翻身一次，预防骶臀部压疮的发生。翻身时要保持身体成一条纵轴翻动，即头、颈、背、腰、臀、双下肢同时一起翻动，防止腰部扭曲。

（6）女性患者要每日清洗会阴部，预防泌尿系的上行感染。

（7）保持大小便通畅，预防术后腹胀。要少食多餐，多食水果和蔬菜，多饮水，每日用少量番泻叶浸水饮用，以防大便秘结。

（8）术后第2天嘱患者开始做双下肢肌肉的收缩动作。第3天嘱患者开始被动（即他人帮助做）抬高双下肢，每日6～10次。术后第6天，自动抬高双下肢，每日10～20次。以后每日增加抬高次数和高度，以防止神经根继发性粘连。

## 133. 腰椎间盘突出症的"后路"手术是怎么回事？

所谓"后路"手术，是指手术入路从背部切口开始，逐层进行。"后路"手术是治疗腰椎间盘突出症最常用的手术方法。典型过程如下：

（1）患者取侧卧位，患肢在上；或取俯卧位或改良俯卧位，避免胸、腹部受压。

（2）取背部正中切口，延至病变椎间隙上、下各一腰椎，一般长8～12厘米。

（3）切开皮肤、皮下组织、棘上韧带，向椎板方向剥离软组织。一般需将剥离下的肌肉推至小关节中线处，共需暴露三个棘突。若做全椎板切除，则应分离棘突两侧的肌肉。

（4）使用特制拉钩或撑开器牵开肌肉，充分显露椎板和关节突。

（5）进入椎管并切除黄韧带。神经根在椎管内，而进入椎管的方法有全椎板切除、半椎板切除、开窗进入及椎板间隙进入等几种方法，应根据病情需要加以选择。黄韧带在椎管后部，尽量完整地切除黄韧带才是真正地进入了椎管。

（6）进入椎管后，可在病变的椎间隙发现突出的椎间盘和受压的神经根。令神经根在直视下或在神经分离器的保护下，充分暴露突出的椎间盘。纤维环完整者，用小尖刀在隆起处做十字切开。用髓核钳由浅入深，取出髓核。取髓核物质应尽量彻底，这样可减少术后复发的机会。

（7）摘除髓核后严格止血，冲洗伤口，置放引流管并逐层缝合。

# 134. 什么是"前路"手术？有哪些优缺点？

"前路"手术是针对"后路"手术在实际应用中出现的某些不足，如不能完全摘除病变椎间盘，血肿引起神经根粘连，骨窗使脊柱结构不稳定等而提出的。与"后路"手术相比，"前路"手术有其优点，也有许多不足。

（1）"前路"手术的优点：①手术不损伤腰部，避免了神经根损伤及粘连等并发症。②椎间隙暴露良好，椎间盘摘除更彻底。③椎间盘摘除后植骨，可保持椎间隙宽度及腰椎稳定性。④可同时处理腰4～5和腰5骶1椎间盘。

（2）"前路"手术的缺点：①手术入路较为复杂，可能损伤腹后壁及血管、神经。②无法解决压迫神经根的骨赘。③难以清除游离入椎管的髓核组织。④难以解决与椎间盘突出合并存在的椎管狭窄等问题。

## 135. 腰椎间盘突出症手术中所谓"开窗"是怎么回事?

"开窗"是腰椎间盘突出症后路手术中进入椎管的一种方法。具体讲就是用咬骨钳或骨凿切除部分椎板和关节突,进入椎管并暴露突出物。早期的椎间盘手术往往都要做全椎板切除,这种方法破坏性较大,会造成椎体间不稳、硬膜和马尾后方失去保护及硬膜广泛粘连等问题,且手术时间较长,出血也较多。随着对椎间盘突出的病理解剖认识的深入,人们发现采用"开窗"的方法进入椎管,也能充分暴露突出髓核与神经根,并对神经根所在部位做到减压。而由于椎板切除较少,所以硬膜粘连的机会也较小,同时避免了一些不必要的损伤。

## 136. 经皮穿刺腰椎间盘切除术是怎么回事?

经皮穿刺腰椎间盘切除术,是一种较新的手术疗法,目前在国内一些医院已经开展。手术中,从病变椎间隙的后外侧插入特殊器械,在直视操作下,用电动刨刀将椎间盘粉碎,经导管冲洗引流,将切除物收集在收集器中,从而完成对椎间盘的切除。这种手术不用手术切口,对机体损伤较小,适用于临床上和CT、造影或MRI等辅助检查均确诊椎间盘突出,且经保守治疗无效的患者。总之,经皮腰椎间盘切除术损伤较小,不必进入椎管,可避免神经根、硬脊膜粘连等并发症。由于纤维环开窗小,对脊柱的稳定性影响也较小，患者恢复较快，缩短了手术及住院时间。因此，只要准确掌握适应证，此种手术的疗效还是很好的。

## 137. 哪些患者不适宜做经皮穿刺腰椎间盘切除术？

由于经皮穿刺腰椎间盘切除术并不进入椎管，所以不适宜以下患者。

（1）椎间盘组织脱落在椎管内的患者，即游离的椎间盘突出。

（2）马尾神经受压或有严重根性麻痹症状者。

（3）合并侧隐窝狭窄或椎管狭窄者。

（4）有发育异常或怀疑肿瘤者。

（5）经椎管内手术后复发者。

## 138. 为什么有些腰椎间盘突出症患者需进行第二次手术？

首先，术前、术中的疏忽可能造成手术不彻底，未能完全解除引起症状的病变因素。如：①术前忽略了双突出的存在，手术只取出一个突出；②手术定位错误，切除了正常的椎间盘却未解决有突出的椎间盘，症状未缓解；③手术中忽略了侧隐窝狭窄、椎体前方骨赘等因素的存在，导致症状缓解不彻底；④术中摘除椎间盘组织不彻底，导致新的突出压迫等。其次，手术中的操作不当也可引起一些必须再次手术才能解决的并发症。如在取出椎间盘组织时，将破碎的组织推向了对侧，造成了对侧新的突出；或是手术操作过于粗暴，造成了神经根与硬膜囊的严重粘连，需再次手术分离粘连。

# 139. 腰椎间盘突出症的手术可能出现哪些并发症?

（1）感染。感染是所有外科手术共有的并发症。腰椎间盘摘除手术除可能并发手术切口感染外还可能发生椎间隙感染。

（2）神经损伤。手术中在硬膜外或硬膜内都有可能损伤神经根。

（3）大血管损伤。最常见的是经后路手术时损伤腹后壁大的血管。

（4）粘连与瘢痕。手术部位的神经根与椎板切除后硬脊膜的暴露部分常发生粘连与瘢痕，会留有腰痛或神经根放射痛。

（5）脊柱不稳。部分患者术后腿痛消失而腰痛持续存在，拍腰椎功能性运动X线片时，发现存在明显的脊柱异常活动。

（6）脏器损伤。血管损伤时可能伴有其他脏器损伤，如膀胱、输尿管或小肠等。一旦发现应立即剖腹探查，及时修补受损脏器，以免发生腹膜炎。

# 140. 腰椎间盘突出症患者手术后有哪些注意事项？

有些腰椎间盘突出症患者手术后，认为引起疾病的病灶已清除，身体即可恢复如正常人一样健康。其实，手术只是将腰椎间盘突出的部分，也就是无法还纳回原位的突出物除去，是加速治疗进程的一种方式，也就是使症状较为严重的患病机体恢复到一个理想的程度，以利于患者进一步用其他康复手段来巩固和增强疗效。手术后应注意以下几点：

（1）手术后患者需严格卧床休息，床铺最好用硬板床，卧床时间为4～5周。可根据患者年龄、体质及切除组织范围而定。

（2）手术后早期翻身应由护理人员协助，不宜自行强力翻转，以保证腰部筋膜、肌肉、韧带愈合良好。

（3）充分卧床休息后，可在合适的腰围保护下，下地做轻度活动，如果手术中有植骨，则宜用石膏背心固定3～4个月，待植骨完全愈合后再下地活动。

（4）在恢复期，患者要逐渐加强腰背部肌肉力量的锻炼并注意纠正不良姿势，注意腰背活动的自我保护，以防止疾病复发。

（5）手术后，脑力劳动者2～3个月后逐渐恢复工作，体力劳动者3～4个月后才能开始工作。工作应由轻到重，工作时间由短到长，并避免做强烈的弯腰或负重活动。

## 141. 腰椎间盘突出症患者手术后护理措施有哪些?

（1）术后平卧4小时压迫止血。

（2）密切观察伤口出血，必要时测血压、脉搏。

（3）每4小时协助患者翻身1次。

（4）女性患者小便时可用尿壶，如用便盆接尿一定要接好，以免污染伤口。

（5）术后三天鼓励逐渐活动，适当下床站立。

（6）指导患者锻炼腰部肌肉，指导正确使用腰部，避免过多弯腰。

## 142. 腰椎间盘突出症患者手术后常规的处理措施有哪些?

（1）手术后需在硬膜外放置引流管，引流管在24～48小时内拔除。

（2）术后常规应用抗生素，手术切口10～14天拆线。

（3）术后患者卧床休息，8小时内不要翻身，以减少渗血。8小时后采用轴位翻身。

（4）对于疼痛者可使用止痛剂，有膀胱刺激症状的可以导尿。

（5）一般术后2～3周后可以起床活动，开始锻炼腹肌和下肢肌肉。3～6周内应避免坐位休息。

（6）对于经前路手术摘除髓核并行脊柱融合术的患

者，术后应严格卧床3个月，应隔一个月拍腰椎X线片复查，待椎体间融合后才可离床活动。一般术后3～4周，患者即可出院。

## 143. 腰椎间盘突出症患者手术后应如何调养？

（1）出院后第1周，应早睡晚起，下午也可休息，可以坐汽车，但不可骑自行车。不应提物，可淋浴。

（2）出院第2周，应早睡，可适当增加活动，但以不感到疲劳为度。

（3）出院第3周，可以恢复较轻的工作。

（4）出院第4周，可恢复正常活动，包括弯腰、旋转腰部等。可手持10千克左右的重物。

（5）一般出院8周后，患者即可不受任何限制地开始正常生活。

## 144. 腰椎间盘突出症的预后如何？

约90%的腰椎间盘突出症患者可用非手术疗法治好，若复发可再用非手术方法治疗。只有对很少数（不超过10%）的患者，病情反复发作，保守治疗无效或有发展者，才需要手术治疗。手术指征及方法现已标准化，其并发症虽不多，但应特别重视。手术治愈率可达80%，其效果不好者应寻找是否有神经根根管狭窄或存在其他问题。手术只需将突出的椎间盘刮除，极少需要同时行脊椎融合手术。总之腰椎间盘突出症患者的预后是良好的。

## 145. 怎样预防腰椎间盘突出症复发?

日常生活中要注意站姿、坐姿和劳动姿势,以及睡眠姿势等的合理性,纠正不良姿势和习惯,加强锻炼,增强体质,尤其加强腰背肌功能锻炼,因为适当的锻炼能改善肌肉血液循环,促进新陈代谢,增加肌肉的反应性和强度,松解软组织的粘连,纠正脊柱内在平衡与外在平衡的失调,提高腰椎的稳定性、灵活性和耐久性,从而起到良好的治疗与预防作用。

## 146. 腰椎间盘突出症患者日常起居有哪些注意事项?

(1)早晨睡醒后突然坐起常会伤了腰部。睡醒后应先在床上将腿屈起做左右倒的体操,然后再用胳膊支撑上身起床。

(2)在厕所里,从坐位站起身时,应用手支在墙壁上站起。尤其是由蹲位站立起来时很容易扭伤腰部。

(3)早晨身体的各部肌肉还没完全活动开时,突然的动作会引发腰痛,所以即使在一些细小的事情上也应采取慎重的动作。如洗脸时将一只脚放在矮台上,穿鞋时不要半蹲,应坐下穿等。

(4)走路时腹部用力,等公共汽车时,不要双腿并齐，将一侧脚搭在低矮的台上或石头上会感觉轻松得多。

（5）上楼梯时，慢慢地侧着身子一个台阶一个台阶上，要比直着上楼腰部受力小。

（6）工作中要保持正确的姿势坐在椅子上，时而进行腰腿部及足底穴位的按摩，或做一下体操以缓解腰部肌肉的紧张。

（7）要注意久坐会对腰产生不利，引发腰痛。睡觉时，或者弯曲髋关节横向侧卧，或者在腿下面垫上垫子屈腿仰卧。枕头要用稍硬一些偏低的，如脖下有空隙，可用卷起的毛巾塞满。

# 147. 家庭主妇日常生活中怎样预防腰椎间盘突出症？

（1）家务活儿中半蹲的姿势很多，应采取完全站直或坐着干活儿的姿势。另外中间要适当休息，做一做体操。

（2）从坐着的姿势站起身来时，一定要先将单侧腿抬起后再站起来。

（3）去购物时，不要单手提很重的东西，将东西分开使两只手用力尽量保持平衡。

# 148. 腰椎间盘突出症患者可选用哪些功法？

目前最常见的功法可分为两大类。一类是采用坐、卧、站等外表上静的姿势，运用松、静、守、息等炼意的方法，着重于身体内部精、气、神和脏腑、气血、经络等的锻炼，是一种静中有动的方法，所以称为静功，或称内功。另一种是采取和意气相结合的各种肢体活动，或自我按摩、拍打等方法以锻炼内脏，活跃气血，是一种动中有静的方法，所以称为动功，或称外功。静功和动功之间关系密切，静功是气功锻炼中的基础功夫和主要功夫，气功锻炼宜动静结合，动中有静，静极生动。腰椎间盘突出症患者在气功锻炼中也宜动功和静功结合，以静功为主，配合适当的动功进行锻炼，一般可选用松静功、内养功、自发动功、八段锦、五禽戏、中宫运气法的功法。

# 149. 为什么腰椎间盘突出症容易复发？

腰椎间盘突出症患者经过治疗和休息后，可使病情缓解或痊愈，但该病的复发率相当高，不少患者虽不情愿，但又时常成为医生的"回头客"。该病复发率高的原因有如下几点：

（1）腰椎间盘突出症经过治疗后，虽然症状基本消失，但许多患者髓核并未完全还纳回去，只是压迫神经根程度有所缓解，或者是和神经根的粘连解除而已。

（2）腰椎间盘突出症患者病情虽已稳定或痊愈，但在短时间内，一旦劳累或扭伤腰部可使髓核再次突出，导致本病复发。

（3）在寒冷、潮湿季节未注意保暖，风寒湿邪侵袭人体的患病部位，加之劳累容易诱发本病的复发。

（4）术后的患者虽然发病节段髓核已摘除，但手术后该节段上、下的脊椎稳定性欠佳，故在手术节段上、下二节段的椎间盘易脱出，而导致腰椎间盘突出症的复发。

## 150. 复发性腰椎间盘突出症的家庭护理要注意哪些方面？

陈旧性腰椎间盘突出症的复发多发生在腰部受凉或体力劳动后，亦可发生在解大便等腹压增高时。复发后腰部突然剧痛，活动受限或双下肢有放射性疼痛，此时的病理改变主要是硬脊膜或神经根受压后造成神经根的水肿、粘连、缺血缺氧引起疼痛。除对症应用药物治疗外，护理患者时，应让患者仰卧不动，放松腰腿部的肌肉，帮助患者翻身或解大小便。嘱患者俯卧位并在腰及臀部进行按摩，以解除腰部肌肉的痉挛和缓解疼痛。

## 151. 在家庭中进行床边骨盆牵引有哪些注意事项？

（1）检查床头床尾的安放角度，一定要头低脚高位，床尾要比床头高20厘米。

（2）检查牵引绳是否在滑轮上，防止绳脱落。

（3）根据病情随时增减牵引重力。

（4）检查双下肢及足趾是否有颜色及感觉的改变。如有异常，随时终止牵引。

（5）检查骨盆兜带的松紧情况。

（6）注意髂前上棘、股骨大转子处的皮肤颜色改变，防止压迫性皮肤溃疡的出现。发现问题，及时纠正，或停止牵引，并对症治疗。

## 152. 对腰椎间盘突出症患者应如何进行心理护理？

对腰椎间盘突出症患者的心理护理非常重要。患者患有腰椎间盘突出症后，腰腿疼痛，活动受限，严重影响其工作和生活，若需手术治疗，患者后顾之忧更大，易造成不良的情绪，严重影响治疗效果或延误治疗时间。护理者应以医学心理学理论为指导，密切医患关系，用语言和心理技巧去指导、影响患者，改变不良情绪。全面了解患者的病情及家庭、经济、心理状况，细致地做好分析和解释工作，使患者消除恐惧、焦虑和后顾之忧，以最佳心理状态配合各项治疗。

## 153. 日常生活中采用什么姿势可预防腰椎间盘突出症？

采取正确的姿势工作和劳动，不但可以省力，还可以预防腰部损伤以减少椎间盘突出的机会。正确的姿势是：

（1）站立姿势：站立位工作或劳动的姿势应该是膝微屈，臀大肌轻度收缩，腹肌自然收缩，此姿势骨盆轻微后倾，腰椎轻度变直，减少腰骶角，增加脊柱的支撑力，使腰骶关节少受劳损。

（2）坐位姿势：长时间坐位工作时，应保持腰椎生理性前突，坐有靠背椅，使腰部有所依靠，以减轻腰椎间盘的负担，腰肌柔弱或年龄大者应避免坐低位，如坐低矮的凳子则腰肌易疲劳，进而继发椎间盘突出。

（3）卧位姿势：仰卧时保持腰椎生理性前凸，可在腰部垫以适当高度枕头或特制腰枕，侧卧时应避免脊柱侧弯，床铺的选择以平厚垫床最好，绷紧的棕垫床次之，弹簧太软的床最差。

（4）弯腰、下蹲或起立时：要有思想准备，先使肌肉用力，避免突然起坐或转身，否则，一个突然的轻微动作就可造成腰部损伤，反复多次腰部损伤就可发生腰椎间盘突出。

（5）搬、抬、挑、背重物时：要直腰挺胸，注意重力要平衡，起身要稳，步子要协调。

（6）弯腰搬重物时：腰要挺直，先屈髋屈膝做下蹲姿势，起身时重物应贴近身体，先用力伸直髋膝，再伸腰将重物搬起。

（7）集体抬重物时：大家要步调一致，同时抬起，同时放下，统一指挥，统一行动，以免扭伤腰部。

（8）长久固定姿势：在一个固定的姿势下劳动或工作时间不宜过久，特别是弯腰、伏案或扭转身子、下蹲位工作时，要间歇地变换姿势，活动一下腰部，以使疲劳的肌肉得到休息。

（9）经常做腰部负重工作者：可使用防护用具如腰围等以加强腰部保护，凡是经常挑抬重物或弯腰从事体力劳动者，都可以用一宽腰带加以保护和支持，借以加强腰部的稳定性，宽腰带只在劳动时用，平时不用，因长期使用可使腰肌产生依赖性，力量减弱，反而不利。

（10）体育锻炼：提倡做广播体操、腰椎操、太极拳、击剑或跳舞等活动腰椎及周围肌肉。

# 154. 平常坚持锻炼腰背肌就能预防腰椎间盘突出症吗?

脊柱的平衡是以椎间盘和关节突间关节为基础，在神经系统的调节下，靠周围的韧带、关节囊及肌肉收缩力和肌张力来维持。椎间关节紊乱后可以由强大的肌力代偿恢复平衡而不致椎间盘突出，如果肌肉柔弱则不能代偿而发生椎间盘突出。脊柱的适度活动，尤其是腰背肌肉的锻炼可增加局部血液循环，使大量血液流入肌肉中，这样就增加了能源贮备，促进了肌纤维发育。经过锻炼的肌肉收缩有力，肌力大，同时也增强了肌纤维的伸展性及弹性，以及肌肉快速收缩的能力；没有经过锻炼的肌肉，毛细血管反应性差，毛细血管开放的少，因而局部血液循环不足，一方面不能保证各种原料的供应，另一方面由于缺氧，肌糖原不能充分利用，会产生大量乳酸，乳酸及其代谢产物堆积在肌肉内引起水肿，刺激神经引起疼痛。若长时间不锻炼腰部肌肉则行走其间的毛细血管总是处于关闭状态，肌肉得不到充分营养会逐渐消瘦及变性，最终被纤维组织所替代成为失用性肌萎缩，从而失去对脊柱的保护作用，使脊柱稳态遭到破坏而发生椎间盘突出。通过肌肉活动不仅能增强肌力，还能增加韧带的弹性，这样对维持脊柱平衡，减少肌肉及韧带的损伤，预防椎间盘突出起关键作用。

# 155. 体力劳动者应如何预防腰椎间盘突出症？

体力劳动者腰部肌肉张力较高，腰椎间盘内压力较大，髓核退变脱水的发生较早，纤维环营养较差，平素体力劳动中常有腰部不协调运动，故极易致腰椎间盘纤维环破裂而产生腰椎间盘突出症。为此，体力劳动者在预防腰椎间盘突出症方面应特别注意以下几点：

（1）睡前暖腰，确保睡眠质量。充分放松腰部，使腰椎间盘内压力在高质量的睡眠中得到充分的释放，使髓核、纤维环得到较好的营养，延缓退变的发生，进而防止腰椎间盘突出症。

（2）工作中注意养成良好的用腰习惯，减少因腰部不协调运动而产生腰椎间盘突出症的机会。

（3）饮食方面，原则上应保持营养平衡，特别要注意多进食富含钙、蛋白质、维生素B、维生素C、维生素E的食物。

## 156. 脑力劳动者应如何预防腰椎间盘突出症?

脑力劳动者平时运动较少,久坐少动,腰部肌肉韧带的力量和保护协调性较差,故在日常生活中应注意如下几点,以预防腰椎间盘突出症:

(1)勿在伏案久坐后弯腰取物。脑力劳动者腰部肌肉比较松弛,长时间伏案工作后,腰部肌肉更为松弛,腰椎间盘纤维环处于缺少保护的状况下,此时突然弯腰取物极易导致腰椎间盘纤维环的破裂而发生腰椎间盘突出症。在临床上,脑力劳动者由此而发腰椎间盘突出症者不在少数。

(2)睡前、晨起先将腰部活动开。入睡前活动腰部能增强腰椎间盘髓核的活力,使腰椎间盘髓核在夜间吸收较多水分和营养,间接增加腰椎间盘纤维的营养,延缓纤维环的退变,减少纤维环破裂的机会,从而预防腰椎间盘突出症的发生。早晨起床后首先将腰部活动开,则有助于增加腰部肌肉、韧带、关节囊及腰椎间盘纤维环之间的协调性。

(3)多做运动,增强体质。可以经常做前面所介绍的各种功法来增强体质,锻炼腰部肌肉,从而起到预防腰椎间盘突出症发生的作用。

(4)饮食方面:要加强营养,保证营养均衡,多食富含钙、蛋白质及各种维生素的食品。

# 157. 司机如何预防腰椎间盘突出症?

(1)应把座位适当地移向方向盘,使方向盘在不影响转向的情况下尽量靠近胸前,同时靠背后倾角度以100度为宜,不要使后倾角度太大,并调整座位与方向盘之间的高度。座位过低双肩会有上耸的感觉,过高则易使腰椎过伸增加腰部的负荷,诱发腰椎间盘突出症。

(2)需尽量避免连续开车超过1小时。需要长时间开车时,宜中途停车休息5~10分钟,走出驾驶室,到外面稍微活动一下,做一些腰部的活动保健体操。为了预防颈部的疲劳,还可同时做一些颈部活动保健体操,这样可在很大程度上避免或减轻颈腰部疲劳引起的颈腰痛。

(3)对于汽车司机来说,坐的时间较长而活动少,预防腰痛最主要的措施是加强自身保护,即加强颈腰部肌肉的功能锻炼,每天定时或休息时进行颈腰背部肌肉功能锻炼,多参加诸如游泳等体育运动。

(4)许多汽车中都配有空调,给司机们创造一个凉爽的环境,但凉气对于患有腰椎间盘突出症的司机来说又属于"风寒"之邪,容易诱发腰痛。因此,尽量不要把驾驶室的温度调得太低,同时还要注意驾驶室内外的温度变化,谨防感冒。

(5)汽车发生故障,需要钻到车底修理时,如始终绷着下肢,就会使腰部过度后伸,工作时间一久,易发生腰部肌肉劳损现象。因此,在车底修理时,应把双腿屈曲起来,减轻腰部负担。

## 158. 公务员如何预防腰椎间盘突出症？

（1）选择合适的坐椅，尽可能减少腰骶部的劳损。那么什么样的坐椅才合适呢？较为合理的坐椅要求高低适中，并带有一定弧度的靠背，如有扶手则更佳。另外，还应注意坐椅与办公桌的距离及高度是否协调。长时间开会作报告时最好不要坐沙发。

（2）加强自身保护和锻炼。对公务员来说坐的时间相对长而运动少，腰背肌较弱。因此加强自身保护和锻炼对预防腰椎间盘突出症十分重要。平时应采取正确的办公坐姿，在工作一段时间后，调整自己的体位，不宜让腰椎长期处于某一被迫体位。另外还应注意加强腰背肌的锻炼，即不时地离开办公桌，做后伸、左右旋转等腰部活动或每天定时进行腰背肌的锻炼，如"五点支撑""小燕飞"等，也可选择一些适合自己的保健操、太极拳等锻炼项目。

（3）合理使用空调。许多办公室都安装了空调，在炎热的夏天为公务员带来一个凉爽的工作环境，但室温太低、凉气过重，会使腰背肌肉及椎间盘周围组织血液循环出现障碍，增加发生腰痛的机会。室温在26℃左右较适宜，此外，空调的风口切忌对着腰部及后背。

## 159. 腰椎间盘突出症患者穿什么鞋好？

高跟鞋是许多女性的最爱，穿上高跟鞋以后，鞋跟的高度使得人体的重心相对提高，为了稳定人体因重心改变而失去的原有平衡，身体的肌肉紧张，尤其是腰背部肌肉就会重新调整，以创造新的平衡状态。其中骨盆的前倾增加，重力线通过骨盆的前方，使腰部为保持平衡而增加负担，随之后伸增强，腰椎小关节囊长期处于紧张状态，相应的肌肉、韧带也处于长期紧张状态而发生劳损，导致腰椎间盘突出症。那么，患者穿什么鞋好呢？是不是穿平底鞋最好？也不尽然。较合理的鞋跟高度一般以3厘米左右最为理想。

## 160. 弯腰提取和搬运重物时采用什么姿势最好？

在弯腰搬提重物时，正确的姿势是先将身体向重物尽量靠拢，然后屈膝、屈髋，再用双手持物，伸膝伸髋，平稳将重物搬起。这样，主要依靠臀大肌及股四头肌的收缩力量，避免腰背肌用力，腰部损伤的机会也减少了。另外，在搬移重物时，要注意使双膝处于半屈曲状态，使物体尽量接近身体，则可减少腰背肌的负担，减少了损伤的机会。

## 161. 看电视时如何预防腰椎间盘突出症？

（1）电视机放置的高度要适当，即电视机的高度和人体坐位视线相平。过高或过低都会导致人体的脊柱曲度发生改变，并造成肌肉紧张。

（2）要选择合适的坐椅，要求坐椅高低适中，并带有一定后倾角度的靠背，有扶手更好，并采取一些辅助性的措施，如腰部加靠垫，脚凳垫着下肢。

（3）要注意经常调整身体的姿势，适当时候，站起来活动活动腰部，这样可以避免腰椎间盘突出症。

# 162. 做家务时如何预防腰椎间盘突出症?

做家务时可采取以下措施来预防腰椎间盘突出症：

（1）扫地、拖地时，应将扫帚或拖布的把加长，以避免过度弯曲腰部，造成腰肌的劳损。如居室面积过大，可分几次打扫，在间隔时间内可适当放松活动一下腰部，避免腰痛。

（2）洗小件物品及淘米、洗菜时，最好不要将盆直接放在地上，或放在太低的位置，而应放在不必过度弯腰的高度，这样可以避免腰部过度弯曲，减少腰部的负担。

（3）切菜、切肉时应在一个高度适当的台子上进行，应保持脊柱正直，不要左右歪斜、东倚西靠，尽可能不弯曲腰部。

（4）晾晒衣服或擦高处玻璃等时，应在脚下垫个矮凳，因为如果采取跷脚伸腰的姿势，使腰部的后伸加大，易造成腰痛，如站在矮凳上则可避免。

# 163. 腰椎间盘突出症患者采用什么样的行走姿势最好?

正确的行走姿势除能预防腰椎间盘突出症外，还可体现气质修养及美学神韵，所以青少年一定要学会正确的行走姿势。女子步态宜典雅、轻盈，以利骨盆及子宫韧带的发育和血液循环。男子汉应表现出"阳刚"气概，步态矫健，稳重、大方。无论男女，表情均应自然，双目平视前方，头微昂，口微闭，颈正直，胸部自然上挺，腰部挺直，收小腹，臀部略向后突，双臂自然下垂，双上臂自然摆动，摆幅30度左右，前摆时肘微屈，勿甩前臂，后摆时勿甩手腕；下肢举步有力，步行后蹬着力点侧重在跖趾关节内侧，利用足弓的杠杆作用推进身体前移，换步时肌肉微放松，膝关节勿过于弯曲，大腿不宜抬得过高。每个单步步幅依自己腿长及脚长而定，一般平步为70厘米左右。行走时勿上下颤动和左右摇摆。此外，上、下楼时，也应注意姿势，如果姿势不当，会出现"踏空"而闪腰的情况。正确的上下楼步态应全足踏实在楼梯上，不要只踏半只脚，膝关节应略屈曲，收小腹，臀部向内收，上身正直，速度适当。

## 164. 腰椎间盘突出症患者采用什么样的坐姿最好?

正确的坐姿应该是上身挺直、下颌微收、双下肢并拢，还应选择合适的坐椅，以使腰部处于相对松弛状态，减少劳损的机会。坐在有靠背的椅子上时应在上述姿势的基础上，尽量将腰背紧贴并倚靠椅背，使腰骶部的肌肉不致疲劳。久坐时可经常直直腰杆，两肩往后扩展一下，即所谓"伸懒腰"，也可把一足放在另一足之上，不断地变换。此外，坐下和站起的动作也有一定的要求。坐下时，最好先走到椅凳边，一足放到另一足后面，然后上身微向前倾，缓缓坐下，站起时，最好先将一足放在另一足的后面，轻轻用力蹬地，使上身离位而起，同时，上半身微向前倾，在此过程中腰背尽量保持正直。

## 165. 腰椎间盘突出症患者选用什么样的坐椅最好？

较为合适的坐椅要求高低适中，并带有一定后倾角的靠背，如在腰部有3～5厘米厚的依托物则更佳。有关研究表明：腰背部休息时的角度和腰部有无支撑物依托，与椎间盘压力有着直接关系。即由直角状态的坐姿改为向后倾斜120度时，可以使椎间盘内压力明显降低，此时再于腰部加3厘米厚之依托物，可使椎间盘内压力进一步降低，如将此支撑物加大至5厘米厚时，则椎间盘内压力可降低至负压。椅子由于有靠背，可以承担躯体的部分重力，使腰背肌肉处于相对松弛的状态，同时也不加重腰椎周围韧带的负担，可减少劳损机会。坐椅子时，应注意尽量将腰背部贴紧椅背，工作时，应将椅子尽量拉向桌子，缩短桌椅间的距离。

## 166. 腰椎间盘突出症患者日常饮食起居方面有哪些宜忌？

腰椎间盘突出症患者不仅应积极治疗，还应注意日常饮食习惯：

（1）忌食寒凉之物，注意腰部保暖。中医认为，感受风寒湿邪是诱发腰椎间盘突出症的一个因素。

（2）宜食清淡饮食。中医认为过咸的食品能伤及肾脏，而肾虚也是导致腰腿痛的一个重要因素。

（3）慎食煎炸之品。因这类饮食易导致便秘，使腹压增高，加重腰腿痛症状。

（4）可选用一些祛风寒、活血通络、补益肝肾之药膳进行饮食调护。

# 167. 腰椎间盘突出症药膳的常选中药有哪些？

主要中药有：

（1）通络、活血、止痛类：当归、丹参、三七、川芎、益母草等。

（2）健骨强筋，补腰肾类：川续断、杜仲、狗脊、五加皮、威灵仙、白花蛇等。

（3）行气散结，舒筋活络类：牛膝、枳壳等。

（4）活血化瘀类：乳香、没药、桃仁、红花等。

（5）温补肾阳类：桑寄生、熟地、肉苁蓉、冬虫夏草等。

（6）滋补肾阴类：枸杞子、女贞子、黄精、山药等。

## 168. 调治腰椎间盘突出症的常用药膳有哪些?

（1）穿山龙75克，制川乌、制草乌各20克，威灵仙15克。将上药加水500毫升，煮成250毫升。药渣再加水250毫升，煮成125毫升。将先后煮好的药水放入煲内，再加去净肠杂的小公鸡1只，同煮熟，临食时加酒适量（五加皮酒或当归酒更好）。连肉带汤，分2次服完。适用于寒湿型腰痛，有滋养强壮作用。

（2）杜仲20克，威灵仙55克，分别研粉后混合拌匀。再取猪腰1～2个，破开，洗去血液，再放入药粉，摊匀后合紧，共放入碗内，加水少许，置火上久蒸。吃猪腰饮汤，每日1剂（孕妇忌用）。主治肾虚型腰椎间盘突出症，具有补肾壮骨强腰之作用。

（3）茴香煨猪腰：茴香15克，猪腰1个，将猪腰对边切开，剔去筋膜，然后与茴香共置锅内加水煨熟。趁热吃猪腰，用黄酒送服。功效：温肾祛寒。主治腰痛。

（4）丝瓜藤、黄酒。选取1截连根的丝瓜藤，在火上焙干后，研成末。每天2次，每次3克，用黄酒送服。功效：祛风、除湿、通络。治慢性腰痛。

（5）葡萄根炖猪蹄：猪蹄1只，白葡萄根60克，黄酒适量。猪蹄刮干净，剖开，同洗净的白葡萄根加水和黄酒各半炖煮，至肉熟即可，吃肉喝汤。功效：祛风逐寒，通经活络。用于治疗腰椎间盘突出症引起的坐骨神经痛。

（6）丝瓜根适量，烧灰存性，研为末，每天2次，每次

10克，用温酒送服。功效：祛风、除湿、通络。主治腰痛不止。

（7）核桃仁200克，荸荠150克，老鸭1只，鸡肉泥100克。葱、姜、盐、鸡蛋清、料酒、湿玉米淀粉、味精、花生油、油菜末各适量。将鸭宰杀去毛，开膛去内脏，洗净，用开水氽一下，装入盆内，加葱、姜、盐、料酒少许，上笼蒸熟，取出晾凉去骨，切成两半，用鸡肉泥、鸡蛋清、湿玉米淀粉、味精、料酒、盐调成糊，核桃仁、荸荠剁碎，加入糊内，淋在鸭子内膛肉上。放油内炸酥，捞出沥去余油，切成长块，摆在盘中，四周撒些油菜末即可。佐餐用。功效：补肾固精，润肠通便。辅治肾虚腰痛。

（8）豨莶猪蹄饮：豨莶草90克，猪蹄1只，黄酒100毫升。上料略加水煎，分3次服。食肉饮汤。功效：祛风散寒，温经活血。辅治风寒湿痹、腰腿酸痛。

（9）杜仲15克，公猪腰1对。上药慢火熬3小时。吃肉喝汤。用于肾虚腰痛效佳。

（10）虫草炖乳鸽：乳鸽2只，冬虫夏草5克，杜仲、肉苁蓉各10克。配料：火腿、香菇、冬笋、清鸡汤适量。制法：将乳鸽宰杀干净，去头、爪，切成块，在沸水中焯一下捞出，冬虫夏草用温水洗净后加少量黄酒炖1小时；杜仲、肉苁蓉洗净，香菇泡胀洗净，冬笋、火腿切片。在气锅中放入鸽块、火腿片、冬笋片、香菇，表面盖虫草、杜仲、肉苁蓉，然后加少许清鸡汤、盐、黄酒调味，上笼蒸1小时左右至鸽肉酥，去杜仲、肉苁蓉即可。喝汤食肉。用于肾虚所致腰椎间盘突出症。

# 169. 哪些药酒可以治疗腰椎间盘突出症?

（1）乌藤酒：生川乌、生草乌、生杜仲、忍冬藤、当归、五加皮、海风藤各35克，乌梅2个，白酒1500毫升，冰糖100克，红糖100克。将前8味水煎2小时，取药液加入冰糖、红糖，待溶化后再加入白酒即成。早晚各服1次，每次10～20毫升。功效：温经散寒，通络止痛。适用于腰痛日久不愈者，疗效高，收效快。

（2）独活参附酒：独活、制附子各35克，党参20克。上药研细，装瓷瓶中，用500毫升白酒浸之，春夏5日，秋冬7日，常饮服。功效：散寒逐湿，温中止痛。适用于腰腿疼痛、小腹冷痛、身体虚弱者。

（3）痛灵酒：生川乌、生草乌各50克，田三七、马钱子各25克。将川乌、草乌洗净切片晒干，用蜂蜜250克煎煮；马钱子去毛，用植物油炸；田三七捣碎。混合前药加水煎煮两次，第1次加水1000毫升，浓缩到300毫升，第2次加水1000毫升，浓缩到200毫升，两次取液500毫升，加白酒500毫升即成。每天3次，每次10毫升，10天为1疗程。功效：散风活血，舒筋活络。用于慢性腰腿痛。

（4）复方白蛇酒：白花蛇1条，羊胫骨60克，当归、川芎各30克，制附子、肉桂、熟地、山萸肉、萆薢、石斛、细辛、黄芪、天麻各40克，独活60克，枳壳25克。上药切碎细，装布袋内，置大瓷瓶内，用白酒3000毫升浸之，7天后饮用。不拘时，随量温饮，常令微醉，随饮随添。功效：强筋骨，补肝肾，祛风湿。适用于腰腿痛，行步艰难者。

（5）腰痛酒：杜仲15克，破故纸、苍术、鹿角霜各9克。上药研成粗粉，加入白酒500毫升，浸泡7天，过滤去渣即成。口服每次2杯，早晚各1次，连服7天。功效：温肾散寒，祛风除湿。用于风湿腰痛、老年腰痛。

（6）薏苡首乌酒：薏苡仁120克，制首乌180克，共浸泡于白酒中，蜡封瓶口，置阴凉处15天，去渣备用。每日早晚各1次，每次2杯。功效：益肝、祛风、活络。适用于肾虚风寒所致腰椎间盘突出症。

（7）土鳖红花酒：土鳖、红花各10克，白酒适量。功效：活血化瘀，疗伤定痛。适用于外伤引起的腰椎间盘突出症。

（8）葱子酒：葱子、杜仲（去粗皮，微炙黄）、牛膝、石斛、制附子、防风、肉桂、白术、五加皮、炒枣仁各20克，仙灵脾、川芎、川椒（微炒）各15克，乌蛇（酒浸去骨，炙微黄）30克。上药共捣碎，置于净瓶中，用酒1500毫升浸之，经10天后开取，去渣备用。每次饭前温饮1小盏。功效：温肾，祛风，利湿。适用于肾虚腰膝疼痛，延及腿足，腰背拘急，俯仰不利者。

（9）虎杖元胡酒：虎杖150克，元胡60克，白酒1500毫升。上药浸于白酒中，浸泡10日。每日早、中、晚各服10～30毫升。适用于瘀血型腰椎间盘突出症，止痛效果显著。

（10）泽兰50克。水酒各半煎服。每日1剂，分2次口服。功效：活血化瘀，疗伤止痛。对外伤所致的腰痛效果较好。

# 170. 介绍几种治疗腰椎间盘突出症的单验方

（1）制马钱子、地鳖虫、牛膝、麻黄、僵蚕、全蝎、甘草、乳香、没药、苍术各等份。共研细末，过筛，每次服1克，每日2～3次。

（2）地龙21克，地鳖虫、全蝎、乌梢蛇、穿山甲各9克。加水煎沸15分钟，滤出液，再加水煎20分钟，去渣。将2次药液混匀，每日1剂，2次分服。

（3）纯生铁末500克，食盐水60～70毫升。混合后装入布袋，以棉垫或毛巾包好已发热的药袋敷于患处，每次20分钟，每日1次，10次为一个疗程。

（4）核桃仁、黑芝麻各210克，杜仲、当归、菟丝子各60克，木瓜、续断、元胡各30克，骨碎补45克。除前2味外，余药均晒干、碾碎。核桃仁、黑芝麻共研细末，与其他药末混匀，以蜂蜜250毫升分数次加入搅拌，反复揉搓成团。每次服7克，每日2次，以黄酒20毫升送服。

（5）青皮、荆芥、红花、枳壳、三七各6克，羌活、防风、牛膝、杜仲、独活、当归、五加皮、乌药、元胡各9克，狗脊、丹参各12克。加水共煎2次，取药汁混合，每日1剂，2次分服。

（6）穿山甲6克，海马、木香各10克，五灵脂、王不留行各12克。共研细末，用鸡蛋清调敷患处。

（7）生川乌、生草乌各10克，马钱子12克，三七20克。共研为细末，用醋调和，敷于患处，用绷带固定（使用该方时应卧床休息，不宜过分活动）。

（8）川芎、牛膝、木瓜、威灵仙、五加皮各10克，乌药、桂枝各15克，三桠苦、豹皮樟、过江龙、半枫荷、山大颜、络石藤各30克。加水煎沸，熏蒸患部，每次20分钟，每日1次。

（9）熟附子20克，巴戟天、肉苁蓉、乌梢蛇各15克，熟地18克，桂枝12克，陈皮6克，蜈蚣4条。每日1剂，水煎2次服。

## 171. 介绍一套腰椎间盘突出症家庭自我保健操

第一节：俯卧位，平卧在硬板床上，做好预备动作。

第二节：俯卧位，用双肘关节撑起坚持3分钟，然后复原修整1分钟，重复6～8次。

第三节：俯卧位，用双手撑起，肘关节伸直，坚持3分钟后复原1分钟，重复6～8次。每次可加用深呼吸法，吸一口气，然后吐气，吐尽为止。此时会感觉腰部下沉，使腰椎尽量恢复到原来的正常生理曲度。

第四节：利用家中的熨衣板或木板，再加一条安全带或强力皮带，牢牢束住腰部。俯卧位，用双手撑起，坚持3分钟后复原，反复6～8次。

第五节：俯卧，腹下放一个枕头，双手扣紧于背后，将双腿、头部和肩膀尽量提起，坚持1秒钟，然后放下松弛，重复6～8次。

第六节：放松动作。做完上述练习后，做一下屈曲膝关节的动作。以正确坐姿休息片刻，即坐在硬椅子上，臀部紧靠椅背根部，若有条件最好是在椅背中央放置一个圆柱形靠背，肩胛骨尽量紧靠椅背，双腿自然放松。

第七节：站立伸展。直立，双脚微微分开，手放腰背部，四指并拢。手指向后，以双手作支柱，尽量将腰以上身躯向后弯，双膝要保持挺直。维持一两秒钟，然后回到开始位置。每次重复练习时，尽量尝试将上半身弯得比前一次更后、更弯，以达到最大可能的伸展度。由腰椎间盘突出症引起的腰腿痛者不妨每天做1～2次。

# 172. 介绍一种防治腰椎间盘突出症简易方法——弯腰两手探地活动

方法：患者站立，在双侧膝关节伸直状态下，他人帮助其弯腰两手探地活动数次，直至患者可以主动完成。每天活动不少于1小时。

机制：

（1）当弯腰时，腰椎后间隙增宽，椎间盘内压力减小，后纵韧带张力增高，有助于突出物的"回纳"或"变位"。

（2）可增加神经根轴向应力刺激，促使神经根伸长，松解粘连，缓冲张力，解除腰椎肌肉的痉挛和疼痛。

（3）有助于上下关节突恢复正常的对称结构，从而纠正脊椎侧弯。

（4）腹腔与脊柱及腰肌共同承受对脊柱的应力，当弯腰活动时，腹肌收缩使腹腔内压升高，从而减轻脊柱伸肌负荷，阻止腰椎生理前凸增加，对脊柱起到保护作用，有利于脊椎的稳定和生理弯曲的恢复。

（5）腰椎两侧肌肉和韧带进行对称、平衡、协调锻炼，有助于肌肉系统功能的完善，对纠正侧弯和生理弯曲的恢复有重要临床意义。

注意事项：弯腰双手探地功能锻炼对疼痛剧烈、椎间盘突出物巨大或骨化、椎管狭窄、侧隐窝骨性狭窄患者，均不适用。